五大核心处方助力心脏康复
心理处方

名誉主编　胡大一

主　　编　孟晓萍　丁荣晶

副主编　刘园园　王一波　李　博

编　　委（按姓氏笔画排序）

丁建东	于　勤	马　欢	马文林	王　瑛
朱　宁	朱利月	任延平	任明芬	刘　慧
刘惊今	许之民	李　亮	李亚莉	李忠艳
肖长江	吴孝军	余国龙	张　敏	张兆志
岳　爽	郑慧阳	赵计兰	赵明明	柯道正
钟锦荣	饶　芳	袁丽霞	夏志琦	党晓晶
黄　峥	梁聪颖	薛锦儒	魏　莹	

人民卫生出版社

·北京·

图书在版编目（CIP）数据

五大核心处方助力心脏康复. 心理处方 / 孟晓萍，
丁荣晶主编. — 北京：人民卫生出版社，2024.4
ISBN 978-7-117-35518-6

Ⅰ.①五… Ⅱ.①孟… ②丁… Ⅲ.①心脏病—精神疗法—康复医学—普及读物 Ⅳ.①R541.09-49

中国国家版本馆 CIP 数据核字（2023）第 202365 号

人卫智网	www.ipmph.com	医学教育、学术、考试、健康，购书智慧智能综合服务平台
人卫官网	www.pmph.com	人卫官方资讯发布平台

五大核心处方助力心脏康复：心理处方
Wuda Hexin Chufang Zhuli Xinzang Kangfu：Xinli Chufang

主　　编：孟晓萍　丁荣晶
出版发行：人民卫生出版社（中继线 010-59780011）
地　　址：北京市朝阳区潘家园南里 19 号
邮　　编：100021
E - mail：pmph @ pmph.com
购书热线：010-59787592　010-59787584　010-65264830
印　　刷：河北环京美印刷有限公司
经　　销：新华书店
开　　本：889×1194　1/32　印张：5
字　　数：117 千字
版　　次：2024 年 4 月第 1 版
印　　次：2024 年 5 月第 1 次印刷
标准书号：ISBN 978-7-117-35518-6
定　　价：30.00 元

序

2012年我们一起走向中国心脏康复事业的新征程，11年过去了，我们始终不忘"时时考虑患者利益，一切为了人民健康"的宗旨和初心。将心脏康复拓展为心肺（肾）预防与康复的大平台，目的是从根本上扭转和改变当时医疗机构及其从业人员火烧中段、两头不管，以及只治不防、越治越忙的被动局面，改变被动、碎片化的医疗模式，推动"以治病为中心"向"以人民健康为中心"的伟大战略转移。我们与时俱进，创新性地提出"五大处方"的全面综合管理，将双心医学、体医融合等关乎人民健康的重大问题有机融入我国心肺（肾）预防与康复方案。第一次制定了符合我国国情的心肺预防康复行业标准，并且利用国家卫健委的全国心血管疾病管理能力评估与提升工程（CDQI）项目，分期、分批做国家标准化心脏康复中心、培训基地和示范中心的认证。我们的团队是全国心血管疾病管理能力评估与提升工程项目认证的五大中心中工作最实、最好，也是最有活力、最具影响力的团队。

我们精心设计了国际一流的数据注册平台，为我国心肺（肾）预防与康复事业的可持续发展提供数据与证据支撑，也为开展相关科研工作提供了支持，并且为与国际接轨奠定了基础。我们与国际心肺预防与康复学术机构——美国梅奥医院、日本仙台群马医院等名院、名校建立了学术交流和人才培养的机制。我们组织我国从事心肺预防与康复事业的骨干到美国梅奥医院进修学习，到日本和德国留学，让大家打开了眼界，明确了方向，提升了水平。

在实践中我们发现，心脏康复"五大处方"的落地还存在许多问题。运动处方注重患者安全，但在如何体现"运动是良药"的效果方面还有欠缺。其他4个处方，也需要通过更深入的培训以提升处方质量。我们边实践，边学习，努力探索符合我国国情的心脏康复事业的规律，我们认为需要编写一套心脏康复"五大处方"丛书，为从事心脏康复的医务工作者提供整体性的指导。我们组织了国内心脏康复的专家撰写，这本书具有先进性和实用性，相信能对我们心脏康复的"五大处方"有临床指导的意义。

前途是光明的，道路是曲折的。革命尚未成功，同志仍需努力！

在此，向11年来所有为我国预防与康复事业努力奋斗、甘于奉献、勇于探索的各界朋友们及参与编写此书的专家们致以崇高的敬意！

2023 年 3 月

前言

心脏康复是心血管内科的一门分支，是心血管治疗体系中重要的组成部分，对于心脏病患者的心脏康复是十分必要的，可以提高患者的生活质量，有效地减少心血管疾病的发病率及死亡率。我国的心脏康复事业在胡大一老师的带领下经过 11 年的"抗战"取得了阶段性的胜利，心脏康复以星火燎原之势在全国蓬勃发展。这 11 年是我们奋斗实践的 11 年，是中国心脏康复快速发展的 11 年，也是硕果累累的 11 年。我国心脏康复事业从小到大，从弱到强，从 2012 年 6 家心脏康复中心发展为现在 346 家国家标准化心脏康复中心，这 11 年我们积极探索中国心脏康复的发展模式，建立了心内科心脏康复一体化模式，使心脏康复的发展步伐迈得更大。胡大一教授把"五大处方"融于心脏康复的治疗中，"五大处方"已成为我们心脏康复的核心，包括药物处方、运动处方、营养处方、心理处方和戒烟处方。帮助心脏康复患者提高了生活质量，回归正常社会生活，使心绞痛、心肌梗死及心血管事件发生率明显下降。"五大处方"具有广泛的实用性，不仅适用于心脏康复，也适用于其他领域的治疗。

在落实"五大处方"的实践中，我们发现各中心还存在一定的差距。为了更好地使心脏康复为患者服务，更好地把"五大处方"落地，我们组织专家编写了"五大核心处方助力心脏康复"丛书，这套丛书不仅适合三甲医院的医生，也适合基层心脏康复医生。一共5个分册，本册是心理处方分册。

胡大一教授最早提出"双心医学"的概念，强调在心内科的诊疗过程中，要重视患者的心理问题。尤其是在心血管疾病领域，双心问题更要引起我们的重视。目前，随着社会的进步、工作节奏的加快，心理问题日益突显，伴有心理障碍的患者需要更多的关注，越来越多的研究表明，积极地早期干预伴有心理障碍的患者，能更好地提高患者的生命质量。在应用心理处方的过程中，我们经常要面对有一定程度焦虑抑郁的患者，那么如何科学地让患者摆脱焦虑抑郁、重新建立自信，是临床上需要解决的问题。本书就双心问题的历程、心血管疾病患者存在的心理障碍、焦虑抑郁对心血管疾病患者的影响、如何科学评价患者心理状态及如何制订心理处方做了全面的讲解，希望这本书能够给临床医生在双心治疗上提供有益的借鉴。

孟晓萍

2023年4月

目录

第一章

双心医学概论

在心内科就诊的患者中大量存在有精神、心理问题的情况，由于传统的单纯生物医学模式常忽视患者的精神、心理因素，使治疗的有效性、患者的临床预后和生活质量都明显降低，成为目前心血管医生在临床工作中必须面对且迫切需要解决的问题。我国临床医生对精神、心理卫生知识的了解远不能满足临床需要，当临床中遇到此类问题难以运用有效的手段进行干预。为心血管科患者制订心理处方的目的是将双心医学作为心脏整体防治体系的组成部分，立足于心血管疾病的学科体系，对心血管疾病受到来自精神心理因素的干扰或表现为类似心脏症状的单纯精神心理问题，进行必要、恰当的识别和干预。

情感障碍和心脏疾病之间关系的现代理解可以追溯到 19 世纪中叶，19 世纪后期有许多报道描述了与神经系统或神经衰弱相关的心脏疾病。到 20 世纪，出现大量与情绪相关的冠状动脉疾病（CAD）和心脏性猝死（SCD）的研究报道。1910 年，William Osler 通过病理研究首次发现一位典型心绞痛患者，尸检结果显示患者冠状动脉完全正常，再次证明冠心病与心理疾病的相关性；随后他还讨论了非心源性胸痛与食管痉挛、疑病症、癔症的关系。自 19 世纪中期，冠心病开始被引入心身疾病的领域。Helen Flanders Dunbar 作为心身医学的鼻祖，把冠心病列为心身疾病并进行特征描述。20 世纪大量研究进一步发现，包括愤怒、敌意、社会隔离、焦虑、抑郁等风险因素可推进心血管疾病的发展并影响患者预后结果。

1980 年美国心身医学研究所将心身疾病定义为由环境心理应激引起且加重躯体病变的疾病。其中明确原发性高血压、冠心病、冠状动脉痉挛、神经源性心绞痛、阵发性心动过速、原发性心动过缓、功能性期前收缩和心脏神经症等心血管疾病与精神心理因素相关，即属于双心疾病范畴。双心医学即心理心脏学，源于英语 psychocardiology，由美国威斯康星大学精神医学系 James W. Jefferson 教授于 1985 年首次发表在 *Psychosomatics*，文章题为 Psychocardiology：meeting place of heart and mind，文中提出心理心脏学应该成为一个正式的亚学科，由心脏病学、精神医学、基础医学等不同专业人员共同协作，以更好地理解心血管疾病与心理问题的关系，从而完善心血管疾病患者的治疗。1998 年，来自世界各地的 38 位专家召开了心理心脏病学现状及共识会议，规范了心理心脏病学的概念、研究手段及干预治疗等。此后，欧美对心理心脏病治疗干预进行评估，促进了双心医学的快速发展。

　　20 世纪 90 年代初，我国胡大一教授将 psychocardiology 一词巧妙地意译为双心医学，倡导心脏科医生不仅要关注患者的心脏疾病，同时也要关注患者的心理健康，要树立整体观，弥合裂缝，使患者得到心脏心理全面康复，自此掀起我国双心医学热潮。1995 年，胡大一教授开始在临床开展双心医学服务。2006 年开始，胡大一教授举办双心医学培训班。2013 年，《在心血管科就诊患者的心理处方中国专家共识》发表，并于 2019 年进行了更新。上述发展使我国医疗工作者极大地树立关注患者精神心理健康的意识，在诊治患者躯体病变的基础上，关注他们的精神心理状态，逐步开展躯体、行为、心理并重的规范化诊疗模式。

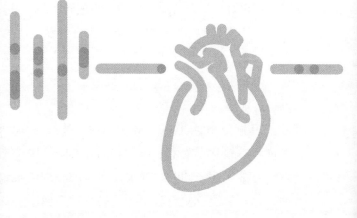

第二章

自主神经与双心问题

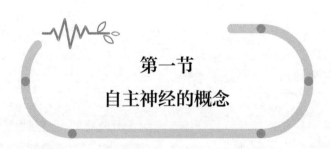

第一节
自主神经的概念

　　自主神经系统概念（autonomic nervous system）包括交感神经系统与副交感神经系统，迷走神经是副交感神经系统的一部分。人体的神经系统包括中枢神经系统以及周围神经系统。中枢部分大脑皮质各个区有自主神经代表区，与内脏活动有关，能调节内脏和血管平滑肌、心肌和腺体的活动。下丘脑是自主神经皮质下主要调节中枢，控制着糖分、水分、盐分等代谢，与体温、血压、睡眠、呼吸调节有密切关系。由于内脏反射通常是不能随意控制，故名自主神经系统，又称植物性神经系统。

　　自主神经系统的平衡在人体中起到很大的作用，它们是互相制约的，作用相反。如交感神经兴奋时会瞳孔扩大、支气管松弛、心率加快、胃肠蠕动减弱、血压升高、括约肌收缩等维持着机体的调节功能的平衡，而副交感神经正相反。交感神经主要由脊神经发出，分布在心血管、内脏和各种腺体中。副交感神经主要来自脑桥、中脑、延髓和脊髓底部，通常分布在身体的中轴上。自主神经在应激反应和情绪调节中起着重要作用。在情绪刺激的作用下，自主神经会通过自身的系统活动产生一些生理反应。例如，压力过大通常容易导致自主神经紊乱，常出现头晕、视物模糊、胸闷、呕吐、胃痛及手足心热等症状。自主神经根据其末梢释放的递质不同分为以乙酰胆碱作为递质的胆碱能神经元和以去甲肾上腺素作为递质的去甲肾上腺素能神经元。胆碱能神经元主要包括全部交感神经和副交感神经的节前纤维、运动神经、全部副交感神经的节后纤维和极少数交感神经节后纤维（支配汗腺分泌和骨骼肌血管舒张的神经）。去甲肾上腺素能神经元则包括全部交感神经节后纤维。

　　自主神经系统支配的器官和腺体非常广泛，包括循环器官、消化器官、内分泌器官、泌尿器官、生殖器官、瞳孔和汗腺等，其活动为非随意性的，如心脏排血、血流分配和食物消化等。自主神经系统依赖化学物质进行信息传递。在神经系统，化学传递可发生于神经细胞与细胞之间、神经细胞与其支配的效应器细胞之间。化学传递通过神经末梢释放少量递质进入突触间隙，经转运方式跨越间隙，与特异性的受体分子结合兴奋或抑制突触后细胞的功能。药物可模拟或抗化学递质的作用，即可选择性修饰许多传出神经的功能，这些功能涉及许多效应组织，如心肌、平滑肌、血管内皮、外分泌腺和突触前的神经末梢等。

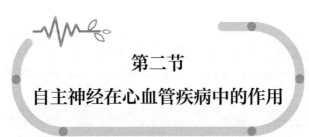

第二节
自主神经在心血管疾病中的作用

交感神经系统是循环和代谢控制的关键，其与副交感神经相互制衡，两者通常情况下处于动态平衡状态。当交感神经过于亢奋时，就会引发一系列病理性反应。日常活动中，交感神经系统的应激激活对维持体内平衡，或在应激时引发战斗或逃跑的反应十分重要，但是交感神经系统的慢性激活与疾病的发展和终末器官功能障碍有关，并在高血压的发病和持续阶段以及左心室肥厚、舒张功能障碍和胰岛素抵抗中尤为重要。由于交感神经系统在引发心脏代谢疾病方面起到重要的作用，所以抑制交感神经系统以减轻与之相关的疾病负担是合理的选择。生活方式的改变，包括饮食、锻炼、认知疗法，以及直接针对交感神经系统的药物和基于器械的干预治疗，均可能是有益的。

交感神经系统在心血管控制中的作用被广泛认同。事实上，随着β受体阻滞剂改善心力衰竭（简称心衰）患者的生存率，以及肾交感神经射频消融术治疗顽固性高血压等治疗方式的出现，交感神经系统一直处于心血管疾病的核心地位。战斗或者逃跑反应作为交感神经系统激活的一部分，紧急情况下可取，但是持续和不受限制的交感神经激活可能会导致不良的心血管和代谢性疾病。重要的是，常见共病时交感神经的激活程度往往会进一步增强，加速终末器官功能衰竭。交感神经激活是影响慢性心力衰竭或者肾病患者生存的重要因素，是心脏病患者合并抑郁风险升高的基础，或者与肥胖的代谢后果有关。掌握交感神经调节的机制可为在各种临床情况下打开新的治疗策略铺平道路。

交感神经激活的机制

❶ **中枢决定因素和反射调控** 传出交感神经激活受到血压、体温和血糖变化等因素影响，这些交感神经的活性很大程度上并非完全受孤束核、延髓和下丘脑的神经元调节。

（1）胰岛素：胰岛素的外周作用通过直接作用和间接作用，以维持对葡萄糖的基础控制，但胰岛素也发挥中枢作用并影响下丘脑信号。刺激下丘脑胰岛素信号通路导致约 40% 的葡萄糖生成受到抑制，胰岛素的中枢作用可能是通过抑制下丘脑的神经肽 Y 神经元来介导的。对于人类，高胰岛素血症与肌肉交感神经外流增加有关，在肥胖的受试者中这种反应变得迟钝。

（2）肥胖和体内脂肪增加：现有的大量证据表明，肥胖的个体交感神经活性升高。实际上，脂肪是肌肉交感神经激活程度的主要因素，由脂肪产生和分泌的因子，可能影响交感神经激活。主动脉周围血管周围脂肪的抗原可促使白细胞和 T 细胞渗入主动脉、肾脏和中枢神经系统，导致交感神经系统激活以及高血压的发展。

❷ **应激和下丘脑-垂体-肾上腺轴激活** 心理应激和交感神经、肾上腺髓质和皮质系统的激活有关。应激时糖皮质激

素水平升高导致高胰岛素血症、胰岛素抵抗、葡萄糖耐受不良、血脂和内脏脂肪增加及高血压。

交感神经系统导致的心血管疾病

❶ 高血压 交感神经在高血压的发生和维持中起关键作用。交感神经激活不仅会导致血管收缩，还会导致高胰岛素血症、胰岛素抵抗和血脂升高，研究发现高胰岛素血症、胰岛素抵抗的受试者经常出现高血压。

❷ 心功能不全 在高血压患者中，超重的、轻度血压升高的年轻患者，心脏交感神经的激活与舒张功能障碍、左心室肥大有关。在患者发生严重心衰时，心脏交感神经会首先受到刺激，心衰患者心脏的交感神经活动程度已经被证明是预后的主要因素。在此背景下，肾脏交感神经驱动的重要性可能反映出病变肾脏传入神经的激动，进而刺激下丘脑导致交感神经系统的激活。

❸ 肾脏损害 在消瘦、肥胖及高血压患者中，局部交感神经激活时，交感神经对肾输出信号增强的证据都很充分。持续的血压升高导致肾小球高滤过和代谢变化的延长，这可能引发进一步的肾损伤。代谢综合征患者交感神经活动度较高，肾功能出现减退。

❹ 高血糖 有动物实验结果表明，肝交感神经抑制肝脏葡萄糖摄取。肝硬化患者的糖耐量和胰岛素抵抗能力受损。交感神经系统与胰岛素的抵抗关系很复杂。高胰岛素血症可通过刺激下丘脑或通过对胰岛素血管的扩张反射反应来增加交感神经的活动，另外，交感缩血管紧张可能通过影响骨骼肌血流来

拮抗胰岛素，起到促葡萄糖摄取的作用。一项 2010—2018 年随访的前瞻性研究的数据表明，交感神经激活在体重增加和胰岛素抵抗发展之前就已经出现。

　　大量的证据强调交感神经系统在心血管和心脏代谢疾病发展进程中的重要性。抑制交感神经系统可以作为这些疾病治疗方法的一部分，涉及饮食、运动等生活方式改变和认知疗法。

ꙮ 自主神经失调对血流动力学的影响

　　❶ **血流动力学的概念**　血流动力学是生物力学的一个分支，其主要任务是应用流体力学的理论和方法研究血液沿血管循环流动的原因、条件、状态以及各种影响因素，解释血液流动的规律、生理意义及与疾病的关系。

　　❷ **自主神经对血流动力学的影响**　循环系统由心脏、血液和血管构成。与一般的流体动力系统相比，循环系统具有许多特点。首先，血管是有无数分支的弹性管，血管在维持整体性同时将血液输送至全身各个器官。其次，血液是一种含有大量固体成分（血细胞）的悬浮液，血液包含了细胞、蛋白质、低密度脂质以及输送养分和排放废物所需的离子。红细胞占整个血液体积的 40% 左右。血液的非牛顿黏性流体特征则是生物流变学的研究范畴，已有大量相关研究。而心脏是一个受神经-体液因素控制、结构极为复杂的泵，心脏泵的周期运动在动脉内产生脉动条件。因此，不能将血液流动简单地看成定常流，而是脉动流。一般情况下，自主神经的激活，不引起血流动力学的改变，只有在极特殊的情况下，交感神经系统过度亢奋才可能引起血流动力学的改变，进而引起相应症状。如血管

迷走反射也属于自主神经功能失调，迷走神经除支配心脏的活动以外，对主动脉弓的压力变化有较大的影响，当该区压力升高时，可反射性引起迷走神经兴奋，从而产生降压效应，即迷走神经反射，是指各种刺激因素所导致的迷走神经兴奋，而出现内脏和肌肉的小血管扩张，表现为心动过缓、血压降低，多个外周血管扩张静脉回流受阻，心脏血流减少，严重时引起血流动力学的改变。

❸ **自主神经影响血流动力学的后果** 一般来说，自主神经轻度的影响不会引起血流动力学的明显改变，在受到外界的强烈刺激下，血流动力学可能发生改变，进而导致循环系统的改变。

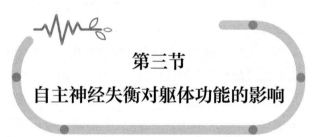

第三节
自主神经失衡对躯体功能的影响

躯体症状障碍的概念

躯体症状障碍（somatic symptom disorder，SSD），其实是一种心理障碍，可反复出现，呈多种多样并时常变化的躯体症状，症状可涉及全身任何系统和部位，患者因症状反复而就诊和要求医学检查，检查结果为阴性，经医生的合理解释仍不能打消患者对此症状的理解，为此产生抑郁、焦虑的症状。常伴有的症状是呼吸困难，心前区疼痛，心悸，自主神经功能紊乱，神经症状。

早在希波克拉底时代，人们就观察到表现出头晕、抽搐、咽喉堵塞感、腹痛等诸多躯体症状的一类患者，且多见于年轻女性，发现其共同特征是病程慢性波动，症状涉及多个器官系统，多种多样、反复出现、经常变化，并且缺乏可证实的器质性基础，患者用躯体症状表达心理不适。患者通常依据自身症状和医学常识选择就诊临床科室，医生可通过功能性躯体症状（functional somatic symptom，FSS）强调功能失调而无器质性或组织结构性损害，不能用生物医学的病理结构改变和病理生理异常来解释躯体的症状，此类症状可与已证实的躯体疾病共存。

✤ 自主神经失衡与躯体症状障碍

　　前面提到，自主神经系统是外周传出神经系统的一部分，由交感神经系统和副交感神经系统两部分组成，两个分系统会在大脑皮质及下丘脑的支配下，既拮抗又协调地调节器官的生理活动，在这两个神经系统中，当一方起正作用时，另一方则起副作用，能够很好地平衡协调和控制身体的生理活动。当人体处于平静状态时，副交感神经的兴奋占优势，有利于营养物质的消化吸收和能量的补充，有利于保护机体。当剧烈运动或处于不良环境时，交感神经的活动加强，调动机体许多器官的潜力提高适应能力来应对环境的急剧变化（应激状态），维持细胞所在环境的稳定。

　　由于自主神经支配和调节机体各器官、血管、平滑肌和腺体的活动和分泌，并参与内分泌调节葡萄糖、脂肪、水和电解质代谢等，以维持细胞环境的平衡和配合全身躯体神经的活动。如果自主神经系统的平衡被打破，那么便会出现各种各样的功能障碍。自主神经系统功能失调会导致不同的症状，表现为身体的各个器官功能紊乱，但是身体还没有发生明显器质性改变，所以，各种客观检查往往显示基本正常。

✤ 躯体症状障碍的临床表现

　　1. 以多种多样、反复出现、经常变化的慢性波动性的躯体症状为主要表现，并严重影响生活质量，病程一般超过6个月。

　　（1）心血管系统症状：容易发生胸痛、胸闷、气短等症状。但胸痛是短暂性的刺痛或闷痛，与运动无关，与缺血性胸痛性质不同。并有心悸、心动过速、心搏骤停感、心律不齐、血压波动等表现。

（2）消化系统症状：上腹不适、饱胀、烧灼感、食欲减退，呕吐、恶心、嗳气、呃逆、腹胀、腹痛、腹鸣、腹泻、便秘等。缺乏便意、排便不畅、肛门坠胀或灼热感等。与情绪及应激有关的胃肠道痉挛、腹泻。

（3）呼吸系统症状：咳嗽、气喘、呼吸不畅、过度换气等。

（4）神经系统症状：紧张性头痛，持续性头晕，头部重压感、紧束感，共济失调，身体麻木感、手部震颤等。

（5）泌尿生殖系统症状：排尿困难或尿频、生殖器或其周围不适感等，女性出现月经失调、痛经，男性出现前列腺区域不适、遗精、阳痿等。

（6）耳鼻咽喉症状：神经性鼻炎、鼻塞，咽部异物感、烧灼感、咽痒感、梗阻感，以及耳鸣、颈部疼痛。

（7）眼部症状：目眩、头昏、两眼憋胀、干涩、视物模糊。

（8）皮肤或肌肉关节症状：皮肤发胀、瘙痒等，皮肤划痕试验阳性，全身多处游走性的疼痛、肌肉跳痛僵硬、肢体或关节疼痛、肩颈部及腰背部疼痛、四肢发软发热及麻木等。

（9）全身的症状：周身疲乏无力、倦怠感，全身发汗、发热、肥胖、消瘦、手脚发冷、记忆力及注意力减退、反应迟钝、学习能力下降及工作效率下降等。

2. 患者伴有情绪不稳、变化无常、烦躁易怒、多疑、恐惧、不安、心情紧张、注意力难以集中等情绪障碍，以及入睡困难、多梦、易惊、早醒等睡眠障碍。

3. 客观检查无阳性发现，躯体症状无法用身体疾病完全解释。有的患者确实存在着某种躯体疾病，但是疾病的严重程度并不足以解释患者的痛苦。

4. 各种医学检查阴性和医生的解释并不能打消患者的疑虑，患者不相信专业医生的解释和检查结果，不接受医生的建议，过度关注自己的各种主观症状，担心疾病预后不良。长期辗转于不同的医院、不同的专科检查之中，反复就医、反复要求做进一步检查。对躯体症状的持续高水平的焦虑，导致患者过度认知，并在一定程度上对患者的生活、人际交往等方面造成影响。

5. 多数患者由于害怕社会歧视及其他负面影响，通常不愿将自己的症状归因于精神心理问题，因此许多患者不愿意和医生谈心理或情绪方面的问题。

🌿 如何识别躯体症状障碍

躯体症状障碍患者大部分首诊于综合医院的各个临床科室，而不是精神病科，这些患者焦虑抑郁不明显，而是以躯体不适症状主诉就诊。例如心血管门诊经常有心悸、胸痛的患者来就诊，消化门诊患者是以腹痛、腹泻来就诊，呼吸门诊患者是以气短来就诊，这些患者可能并不是某些系统真正发生了问题，而是躯体功能障碍的表现，但患者怀疑他们是某系统的疾病。虽然生物-心理-社会医疗模式早在20世纪60年代就已推出，双心医疗理念也已提出20多年，但综合医院非精神科医生对躯体症状障碍的识别率仍比较低，漏诊和误诊造成对疾病诊断与治疗的延误。因此，提高对躯体症状障碍的识别能力具有重要的临床意义。

1. 临床中接诊患者时首先了解躯体症状的部位、性质、严重程度、频率、持续时间、诱因、加重／缓解因素、伴随症状，通过详细询问病史、体格检查及实验室检查等综合分析后诊断。躯体症状障碍患者常表现为现病史描述不清、前后不一致或涉及多系统不适症状，且患者感到痛苦或导致其日常生活受到显著破坏。对于躯体症状表现固定单一，且有进行性加重趋势，应先考虑器质性疾病，诊断一定要谨慎，切不可先入为主，错误把真正的躯体疾病误诊为躯体症状障碍。

2. 躯体症状障碍的识别强调当身体出现症状后个体的认知、情绪、行为等精神症状的特征、规律和后果。所以，要通过问诊了解患者对躯体症状的情绪反应，是否存在疑难病症，以及由此产生的行为应对。是否产生与躯体症状相关的过度的想法和感觉，对自己的躯体症状相关的疾病过度担心，对药物不良反应十分敏感，反复就医、要求重复检查，并影响到其生活、工作、社交等重要功能。

3. 许多躯体症状患者并没有器质性病变，主要是由心理情绪问题引起，是借以躯体症状表达精神不适的一种现象，主要由于社会文化背景即社会人际关系造成的。诉说的是躯体症状，表达的则是社会、心理方面的问题。综合医院医生要关注由于心理疾患造成的躯体症状所带来的主观痛苦、心理困扰、生活质量下降等心理和行为表现，进一步了解以下根源，然后对患者的状况做出整体性判断。

（1）个人史及家庭社会背景：原生家庭成员、出生成长史（是否存在幼年、童年、青少年被忽视、虐待的经历）、教育经历、工作经历、婚恋经历、目前的婚姻家庭状态、重要的应激事件及其应对方式、宗教信仰、经济状况等，全面掌握患者的人格结构、性格特质、人际关系模式、社会支持和系统资源等。

（2）个性因素：如情绪不稳定、不善与人沟通、不善于表达自己的情绪、个性急躁，追求完美、反复犹豫、斤斤计较、敏感多疑、固执的人更容易发病。

（3）遗传因素：并不是说是一种遗传性疾病，而是说易感素质可以遗传，家庭中两系三代成员中有神经精神病者（精神分裂症、心境障碍、人格障碍、精神发育迟滞）易患。

（4）社会因素：工作学习压力过大、情感事业不顺、家庭不和、人际关系欠佳，缺乏关爱。

（5）年龄、性别因素：更年期女性由于性腺的内分泌和某些生理过程等特点，为易患人群。

4．躯体症状障碍存在杂而乱的多个持续的躯体症状，自评量表能很好地帮助非心理专科医生及时早期识别躯体症状障碍，缩短了解患者问题的时间，提高识别疾病的效率和水平，帮助评估严重程度、判断治疗难度及预后。最常用的针对躯体症状的自评工具，见表2-3-1躯体化自评量表（PHQ-15）和表2-3-2躯体化症状自评量表（SSS）。

表 2-3-1　躯体化自评量表（PHQ-15）

姓名：_____性别：_____年龄：_____评定日期：_____电话：_____

受教育程度：_____职业：_____病程：_____所用药物：_____

指导语：下面共有 15 种疾病症状，请您回想过去一个月内您是否出现过这个症状，并且在问题后面的相应数字上画一个圈。如果没有，就在 0 上画一个圈。

	问题	无	有点	大量
1	胃痛	0	1	2
2	背痛	0	1	2
3	胳膊、腿或关节疼痛（膝关节、髋关节等）	0	1	2
4	痛经或月经期间其他问题（该题女性回答）	0	1	2
5	头痛	0	1	2
6	胸痛	0	1	2
7	头晕	0	1	2
8	一阵阵虚弱感	0	1	2
9	感到心脏怦怦跳动或跳得很快	0	1	2
10	透不过气来	0	1	2
11	性生活中有疼痛或其他问题	0	1	2
12	便秘，肠道不舒服，或腹泻	0	1	2
13	恶心，排气，或消化不良	0	1	2
14	感到疲劳或无精打采	0	1	2
15	睡眠有问题或烦恼	0	1	2

得分：_____分

评分标准：0~4 分：无躯体症状；5~9 分：轻度躯体症状；10~14 分：中度躯体症状；15~30 分：重度躯体症状。

表 2-3-2　躯体化症状自评量表（SSS）

躯体化症状自评量表

姓名：_____ 性别：_____ 年龄：_____ 评定日期：_____ 电话：_____

受教育程度：_____ 职业：_____ 病程：_____ 所用药物：_____

您发病过程中可能存在下列各种症状，如果医生能确切了解您的这些疾病症状，就能给您更多的帮助，对您的治疗有积极影响。请您阅读以下各栏后，根据您发病过程中的实际情况选择对应的分值。

- 没有：发病或不舒服时，没有出现该症状；
- 轻度：发病或不舒服时，有该症状但不影响日常生活；
- 中度：发病或不舒服时，有该症状且希望减轻或治愈；
- 重度：发病或不舒服时，有该症状且严重影响日常生活。

发病时存在的症状	没有	轻度	中度	重度
头晕、头痛	1	2	3	4
睡眠障碍（入睡困难、多梦、易惊醒、早醒、失眠）	1	2	3	4
易疲劳乏力	1	2	3	4
情绪不佳、兴趣减退	1	2	3	4
心血管症状（心慌、胸闷、胸痛、气短）	1	2	3	4
易紧张不安或担忧害怕	1	2	3	4
易产生消极想法、多思多虑	1	2	3	4
记忆力减退、注意力下降	1	2	3	4
胃肠道症状（腹胀、腹痛、食欲下降、便秘、腹泻、口干）	1	2	3	4
肌肉酸痛（颈部、肩部、腰部、背部）	1	2	3	4
易伤心哭泣	1	2	3	4
手脚或身体某部位发麻、刺痛、抽搐	1	2	3	4
视物模糊	1	2	3	4
易激动烦躁、对声音过敏	1	2	3	4
强迫感（强迫思维、强迫行为）	1	2	3	4
肢体易出汗颤抖或忽冷忽热	1	2	3	4
经常会担心自己生病	1	2	3	4
呼吸困难、喜大叹气	1	2	3	4
咽部不适、喉咙有阻塞感	1	2	3	4
易尿频、尿急	1	2	3	4

得分：____分

躯体化自评量表（PHQ-15）包括初级诊疗中常见的 15 个躯体症状，每个症状按照 0 分（没有困扰）、1 分（有些困扰）或 2 分（非常困扰）进行评分。根据总分划分躯体症状的程度，低于 4 分为轻微，5～9 分为轻度，10～14 分为中度，15～30 分为重度。

SSS 量表为自评心理症状量表，共有 20 项题目组成，躯体化症状题目占 50%，焦虑占 20%，抑郁占 20%，焦虑抑郁占 10%。每道题目根据症状的严重程度又分为 4 个等级，患者一般能在 5 分钟左右完成，其阳性临界分值为 36 分或 37 分，量表从多个维度对患者进行全面的评估：症状多少、严重程度、持续时间及社会功能 4 个维度。根据分值可以把躯体症状障碍分成轻、中、重 3 个等级，轻度为 30～39 分；中度为 40～59 分；重度为 60 分以上。

由于量表受患者主观因素及文化程度和认知水平影响，除了参考量表评分还要进一步根据详细询问和访谈，综合评估。

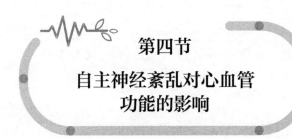

第四节
自主神经紊乱对心血管
功能的影响

交感神经系统（sympathetic nerve system，SNS）在血压短期和长期控制中起着重要作用。交感神经纤维几乎支配血管和心脏的所有组成部分。SNS激活可以使血管收缩、增加心排血量，在几秒钟内使血压增高。而SNS激活受神经系统多层次调节，包括中枢神经系统（central nervous system，CNS）、神经节的传递、神经递质的释放、清除和再吸收以及肾上腺素的敏感性或肾上腺素受体的密度。

交感神经兴奋可以引起很多疾病，比如像高血压，肾交感神经的兴奋在高血压的发病机制中起重要的作用。肾血管、球旁器和肾小管广泛受神经支配，这些神经的过度激活可促进钠潴留、肾素分泌增加，肾压力-钠尿排泄曲线调整受损。虽然SNS在大多数高血压患者中的激活通常不足以减少肾血流量和肾小球滤过率，但即使是轻微的SNS激活也能增加肾单位包括近曲小管、髓袢升支粗段、远曲小管和集合管不同部位的肾素释放和钠的重吸收，因此肾脏神经提供一种将SNS与体液容量控制和长期血压调节联系起来的机制。

交感神经对心脏的作用：交感神经兴奋性增强时，供应心脏血液的冠状动脉扩张，心脏收缩力增强，心率加快；副交感神经兴奋性增强时，冠状动脉收缩，心脏收缩力减弱，心率减缓。虽然两种神经支配着心脏的活动，但是它们的活动也是在最高中枢神经大脑皮层的调节下进行的。

自主神经调节对心血管功能的影响

心脏的调节神经分交感神经系统（SNS）、副交感神经系统（parasympathetic nerve system，PNS），两者协调平衡可有效调节心排血量，以适应人体生理需要及环境变化，如一方过度占优势则会危害健康。

1 交感神经、副交感神经分布特点决定其功能定位 交感神经分布遍及心脏各处，左右侧交感神经功能侧重不同，左侧以增强收缩力为主，右侧以增加心率为主。交感神经末梢有串联成囊泡的组织，类似珍珠项链，里面储存的神经递质主要是去甲肾上腺素，兴奋后可释放到心肌细胞组织间质中，作用于 α、β_1、β_2 肾上腺素受体，作用于窦房结提高窦性心律，作用于房室结加快传导，作用于心肌细胞增强收缩力，导致心率加快、传导加快、心排血量增加。

副交感神经节前神经长，节后神经短，且分布更不均匀，主要分布在窦房结、房室结区域，伴行心脏传导系统，在心房比心室密集，在右心室比左心室密集，但左心室内膜比右心室内膜更密集。右侧迷走神经支配窦房结，左侧支配房室结，且可以互相功能代替，迷走神经解剖学分布特点有利于其高效控制心脏传导系统。副交感神经末梢释放乙酰胆碱，作用于胆碱能 M 受体，抑制窦房结、房室结、心肌细胞功能，造成心率下降、传导减慢、心肌收缩力下降，最终心排血量降低。

从两者的分布特点看，副交感神经更多支配节律–传导系统，主要表现为基础性调控节律及传导速度，而交感神经分布更广、更密、更均匀，其末梢储存大量神经递质，适合瞬间爆发、动员，加强心脏输出，起到应激作用。

❷ **迷走神经对心脏有保护意义** 迷走神经通过释放乙酰胆碱，降低动作电位频率，有显著的抗缺血、抗心律失常作用：降低心率、心肌收缩力，扩张冠状动脉，延长心脏舒张期，促进释放脑源性神经营养因子（brain-derived neurotrophic factor，BDNF），对心脏收缩力和舒张力产生调节，刺激心脏内巨噬细胞活性，有利于修复缺血的心肌。通过药物或电刺激迷走神经（vagus nerve），则对心血管有显著保护作用，如有效降低再灌注损伤（ischemia reperfusion，I/R），缩小心肌梗死面积，抑制心肌细胞炎性因子激活，减少室性心律失常发生。迷走神经控制心脏的能力称为迷走神经张力，迷走神经张力不足，是心肌缺血、心律失常发生的独立危险因素。有学者认为，正常情况下心脏持续受迷走神经支配，静息心率的高低可以看作迷走神经张力的标志，夜间睡眠状态，心率下降明显，此时迷走神经张力高，甚至在正常人群中也可以发现有一度或二度 I 型房室传导阻滞。

❸ **交感神经对心脏作用是应激** 交感神经因机体的内在要求（新陈代谢功能增强、全身需氧量增加）或外在环境刺激（处于危险境地、受到伤害），接受来自心血管中枢发出的兴奋冲动。通过神经末梢大量释放去甲肾上腺素，作用于其肾上腺受体，在心脏主要是 β_1、β_2 受体，可提高心肌细胞内环磷酸腺苷（cyclic adenosine monohosphate，cAMP）水平，cAMP 依赖性蛋白激酶 A（cAMP-dependent protein kinase，PKA）激活，钙调蛋白被磷酸化，心肌收缩力增加，L 型钙通道开放，钙内流增加，细胞内钙负荷增加，4 期去极化电流增强，导致心肌

收缩力增加、心率加快、心排血量增加，由于 α 受体兴奋则使外周动脉血管收缩、血压升高，血流重新分配流向心脏、骨骼肌等器官，这样有利于机体做出激烈反应，如抵抗危险或逃跑，医学上称为或战或逃反应（fight or flight response）。为确保这种反应能够迅速进行，就要保证交感神经末梢释放去甲肾上腺素能被心肌广泛迅速应答，而交感神经末梢广泛分布，与冠状动脉伴行，以及可能存在的心肌细胞膜与神经末梢之间紧密连接，类似神经-肌接头，都保证了交感神经释放去甲肾上腺素能高效精确迅速达到正性肌力、正性变时作用。

除了有条件感受刺激而做出反应外，平时交感神经也通过参与对心率的日常调节，对 β 受体功能进行调控，平衡迷走神经的经常性调控，以保持心率在合适的水平，适应机体的需要。另外，心肌细胞 β 受体还分 $β_1$、$β_2$、$β_3$ 3 个亚型，但主要表达的是 $β_1$、$β_2$ 亚型，二者表达水平 4：1。在正常情况下交感神经刺激肾上腺素能受体发挥信号作用有经典和非经典之分，经典的途径就是 $β_1$ 受体，Gs 蛋白激活腺苷酸环化酶（adenylyl cyclase，AC），升高细胞内 cAMP，激活 PKA，最终活化肌钙蛋白 I（troponin I，Tn I）、L 型钙通道（L-type calcium channel）、受磷蛋白（phospholamban，PLB），产生相应生物学效应，此谓经典途径。还有非经典途径就是通过激活 $β_2$ 受体，偶联抑制性 G 蛋白，抑制 cAMP 产生，从而对抗修正 $β_1$ 受体上述的正性变力变时作用，预防心肌缺血和心力衰竭。

④ **心脏交感神经-副交感神经系统平衡是心脏功能健康的基础** 作为人体自主神经重要组成部分，交感神经和副交感神经在功能上存在拮抗，迷走神经作用是基础性调控、修复性调控，交感神经则是应激性调控，二者协调平衡，共同调节心脏及血管功能，保证机体适应生理环境需要。

根据生理需要，这种平衡也可被打破，当某一方占据了主导，凡符合人体生理需要的就是健康的，但长期、过度激活或功能低下得不到修正，则会影响心脏功能，损害机体健康。一般而言，在静息或睡眠状态，全身需氧量较低，迷走神经占优势，心率缓慢，心排血量较低；在工作、运动、情绪激动或遭遇危险情况时，交感神经兴奋占优势，心率迅速提高，心排血量增加，以适应机体血供增加需求。从临床实践而言，自主神经功能紊乱常表现为以下几种情况：交感神经功能亢进、迷走神经功能低下、迷走神经功能亢进，其中交感神经功能亢进最常见，迷走神经功能亢进常继发于交感神经功能亢进，单纯交感神经功能低下则可能只出现于终末期患者。

临床上最常见的自主神经功能失衡是交感神经的过度兴奋，由于其分布密集、影响严重，过度的儿茶酚胺分泌可造成冠状动脉收缩、阻力增加，血小板聚集度上升，不利于缺血心肌灌注，还可以引发心肌细胞钙超载，影响心肌电稳定，诱发恶性心律失常发生，导致促炎性细胞因子表达（TNF-α、IL-1β、IL-6、IL-I8 等），促进心肌细胞凋亡、肾素-血管紧张素-醛固酮系统（renin angotensin aldosterone system，RASS）激活，最终损害心脏功能。

🌿 情绪障碍与冠心病

❶ **心理应激增加心脏病风险流行病研究**　急性应激是个体突然遭遇重大社会心理事件打击后产生的快速适应性或应对性反应过程，认知评价、应对方式、社会支持、人格特征、文化传统以及情绪心理状态决定或影响其应对结局。急性应激不

良是许多突发事件影响身心健康的主要途径，尤其和心脏病事件密切相关，并有大量流行病学研究数据支持。

比如心脏事件发生于丧亲之后，在一项对 95 647 名个体进行了 4～5 年随访研究中，最高的相对死亡率发生在丧亲当下，与平时相比，男性风险增加 2 倍，女性风险增加 3 倍，直到 1 个月后死亡风险恢复到正常。地震和重大恐怖活动后使心脏事件发生率急剧增加，例如在 1994 年洛杉矶大地震中，因冠心病猝死人数急剧上升，从前一周日平均 4.6 人上升到地震当天的 24 人。类似情况可见于海湾战争，以色列城市特拉维夫受导弹袭击，造成猝死人数急剧增加。

❷ **心理应激造成心脏病风险机制研究**　与慢性压力相比，急性应激更容易建立人和动物模型来研究。近年放射性核素成像、冠状动脉内皮功能测量、运动或负荷超声心动图等技术，已经应用于急性应激对于冠心病不利影响的实验研究，如通过心算和演讲，模拟心理应激，结合放射性核素成像，检测心肌灌注、室壁运动、左心功能，就能比较不同情绪状态下心理应激诱发心肌缺血的程度和特征。

❸ **心理应激危害在于突发**　有研究认为精神压力下会释放大量神经体液因子，通过内皮依赖机制诱导冠状动脉微血管收缩，造成心理应激性心肌缺血（mental stress-induced myocardial ischemia，MSIMI），运动测试阳性患者很容易诱发 MSIMI，但运动测试阴性患者中 MSIMI 并不常见，临床观察心理应激危害更严重，可以预测心脏事件。一种解释是：心理压力测试是一种突然压力源，没有经过热身就出现，受试者受突袭后迅速诱发血管收缩，运动测试总是让患者进行分级递增模式来测试，总是在达到或接近最大心率和血压下出现血管收缩，这与代谢底物大量堆积有关。但如让健康个体在没有热身

的情况下进行高负荷运动时，同样会诱发与精神应激同样的
ST 段变化，Eschar 等比较了 6 名冠心病患者在分级运动压力
与突然运动压力下的不同：在分级运动方案中，有 3 例患者出
现胸痛，1 例患者出现 ST 段压低，而突然剧烈运动，所有 6
例患者均诱发胸痛伴 ST 段压低。因此，冠心病患者在日常生
活中突然遭遇短暂剧烈的心理应激，而没有心理准备，常会诱
发心脏病事件。

④ **心理应激对自主神经功能的影响** 除了体力及心理应
激外，自主神经也在 MSIMI 中起作用，日常生活中心肌缺血
表现出典型的昼夜节律变化，与交感-迷走神经张力变化相
当。63 例冠心病患者在使用动态心电图监测中出现心肌缺血
ST 段压低，计算每天每小时的总缺血时间（分钟），每小时的
缺血发作次数。结果上午 6—11 点出现缺血高峰，下午 2—6
点出现第二次高峰，晚上缺血逐渐减少，方差分析一天中缺血
时间的显著变化，恰好与交感神经张力变化有关。在心理生理
学调查研究中发现，冠心病患者的全身血管阻力在精神应激时
增加，在运动测试期间降低，精神应激导致血管阻力的增加与
心肌缺血相关，与外周内皮功能受损直接相关，说明内源性的
自主神经活动是通过内皮系统影响心肌微循环，测试外周血管
内皮功能障碍是心理应激诱发血管抵抗反应的一个标志。

⑤ **心理应激与心律失常** 心理应激和心律失常发生有密
切关系，除了冠心病缺血导致心肌电不稳定，急性心理应激，
或慢性、持续和强烈的不良心理状态，如抑郁和绝望，也会导
致严重心律失常。Verrier 等通过在狗的右心室心尖放置导管，
扫描心电图，并给予反复电刺激，人为产生重复性期前收缩来
诱发室颤。实验狗分为两组，一组不受干扰、自由生活；一组
束缚在吊带中，经过连续 3 天的周期性经胸电击，实验记录电

刺激产生室颤所需电量大小，评估两组不同心理状态下狗的室颤阈值。结果被电击的这组狗室颤阈值比环境良好的狗这组室颤阈值降低 40%，当环境良好的狗被转移到压力环境时，不给食物而引发愤怒绝望情绪，结果同样降低了室颤阈值 40%。还有研究把狗冠状动脉结扎 10 分钟后再给予重新灌注，观察再灌注心律失常，暴露于厌恶的吊带环境狗的室颤发生率显著增加了。

综上所述，这些研究表明，行为压力，无论是厌恶的条件反射还是更自然的心理应激，都显著降低了心脏电活动稳定性。此外，β肾上腺素受体拮抗药能阻止厌恶条件反射或诱导的愤怒对心律失常的影响，这表明这些影响可能是由交感神经唤醒介导的。

⑥ **心理应激与内皮功能** 在动物模型研究中，急性应激会导致冠状动脉内皮功能障碍、损伤和坏死。例如，将高血压大鼠暴露于面部空气喷射压力（每天 2 小时，持续 10 天）环境，结果大鼠对硝普钠扩张效应降低，说明情绪应激损害了内皮非依赖性和一氧化氮介导的冠状动脉舒张。Pettersson K 等研究人员使用氯醛糖麻醉兔子后，不断给予交感神经电刺激，发现其主动脉发生明显的内皮损伤（使用 IgG 标记显示），使用 β 受体阻断剂预处理可防止内皮损伤。Skantze HB 等将雄性猴子引入陌生猴群 72 小时后，可发现其胸主动脉回路区内皮细胞损伤频率明显高于对照组猴子，β肾上腺素受体拮抗药预处理可以防止这种应激诱导的内皮损伤。基于这些动物实验可以设想急性或亚急性心理应激源同样会诱发人类动脉内皮功能障碍，这可以解释很多患者在急性心肌梗死之前往往存在心理应激。

⑦ **心理应激与凝血异常** 情绪压力诱发人类凝血异常，

包括血小板功能异常，血液浓缩、血液黏度增高，与心脏事件之间具有意义。日本研究人员在阪神大地震前偶然获得了 42 例高血压患者的血液样本，研究人员在震后 7 ~ 14 天后重复获得了这些患者血液样本，显示地震引起血压波动，还有凝血功能异常，包括血液浓缩（血液黏度增高，血细胞比容、纤维蛋白原水平异常），以及血小板功能激活（纤维蛋白转换率上升，纤溶酶-α2 纤溶酶抑制剂复合物，纤溶激活标志物异常），这些参数在地震后 4 ~ 6 个月恢复到正常水平。这些研究表明压力事件后会形成高凝状态，持续数周，促进血栓事件发生。

⑧ **心理应激与交感神经高反应性** 交感神经系统高反应性是指某些人遭遇激动人心、具有挑战性或厌恶的行为刺激时，表现出过于夸大的心率和血压反应的性格倾向。可以将有这类反应的人定义为热反应器，而把反应不那么激烈的人定义为冷反应器，判断两种类型哪一类容易促进动脉粥样硬化发展。Keys 等评估 275 名随访 20 年男性患者的 20 个临床变量，发现冷反应器型人中舒张压高反应是未来冠心病发展最具预测性的变量。然而也有 Kamrack TW 等报道交感神经高反应性对颈动脉致动脉粥样硬化作用，Manuck SB 等通过食蟹猴的动物实验验证了这种观察，在喂食相同高脂肪饮食的食蟹猴中，热反应器型猴的动脉粥样硬化病变（颈部及冠状动脉）是冷反应器型猴的 2 倍，无论雄猴雌猴都一样。因此，这种反应性-动脉粥样硬化的关联不仅在优势雄猴中，在不稳定社会环境中占主导地位的雌猴也可能会在压力环境中因为社会从属关系、卵巢损伤、皮质醇增多症和对应激的高反应，综合一起导致动脉粥样硬化的发生，并且这种致动脉硬化趋势可以被 β 受体阻断剂所抑制。

总之，通过动物实验及人体试验表明，交感神经高反应性是导致冠心病进展的危险因素，其中热反应器个体（情绪激动）以及冷反应器个体中的舒张压增高（情绪压抑）都会促进动脉硬化进展。

情绪障碍与心律失常

心律失常病因复杂，心脏缺血缺氧、结构异常、心肌炎、高血压、糖尿病、心肌疾病、理化损伤、药物及遗传因素等，都可造成心律失常。近年来，心律失常与情绪心理因素的相关性受到高度关注，这种相关性可表现为：心律失常容易伴发情绪异常，情绪异常会诱发、促进、加剧心律失常发生，二者呈现相互影响、相互促进，联系的纽带就是自主神经功能紊乱。

以心房颤动（简称房颤）为例，房颤是脑栓塞、收缩功能保留型心衰的重要病因。房颤反复发作患者，医生需要根据CHARDS评分决定是否需要长期抗凝治疗，治疗过程漫长，无论手术及药物，治疗效果都不理想，成为心血管治疗难点，房颤及其治疗的过程极易导致患者焦虑抑郁。近年来对房颤发病机制研究发现，除了隐源性房颤，心脏瓣膜病、甲状腺功能亢进（简称甲亢）、先天性心脏病占比减少，冠心病、高血压、糖尿病、慢性肾病、肥胖等占比增加，情绪障碍、各种社会心理应激事件也被列为房颤危险因素。大量临床研究认为情绪障碍可能通过自主神经功能紊乱、患者的各种功能失调（虚弱症状），以及一些个性因素（高龄、女性、D型人格、睡眠障碍）等，直接或间接促进或加剧了房颤的发生。比较一致的观点是情绪障碍增加房颤患者症状严重性、增加治疗难度、加速病程演进、降低复律概率，并严重影响患者生活质量，最终造成房颤预后不良。对房颤患者进行心理评估，并加强心理疏导，开展认知行为疗法，将带来临床获益。

当然不仅是房颤，其他心律失常与情绪障碍的相互关系也已经被大量阐释，比如房性期前收缩、室性期前收缩，甚至某些致命性室性心动过速（简称室速）被命名为交感电风暴，这对心律失常综合管理治疗带来新思路。

❶ **心律失常与情绪障碍互为影响的循证医学证据**　心律失常有突发性，难预防，治疗难度高，容易复发，这些因素决定了心律失常患者中情绪心理问题远超一般心血管患者。

国内外相关的研究都提示约 1/3 房颤患者伴发焦虑抑郁等情绪障碍。Thrall 发现有 38% 的房颤患者伴发焦虑情绪，随访 6 个月后仍没有改变。

可证明情绪障碍可导致各类型心律失常的证据，最多的是房性期前收缩、室性期前收缩、房颤，以及交感电风暴。有临床研究表明，房性期前收缩患者更容易受到情绪障碍的影响。

Lampert R 等开展的一项前瞻性研究显示，悲伤、焦虑、愤怒和压力等负面情绪可使房颤风险增加 2~5 倍，而快乐情绪却能降低 85% 的房颤风险，并且这种影响呈现剂量效应关系，即负面情绪越严重房颤发生概率越高；格拉芙等开展的一项病例-对照研究，随访 20 年、88 612 例房颤病例，观察房颤发生与丧偶相关性，结果显示，在配偶去世后的 8~14 天，同伴的房颤风险增加 1.9 倍，30 天的房颤风险增加 1.41 倍，在 60 岁以上的人群房颤风险增加高达 2.34 倍，1 年以后下降到正常水平，说明应激性的生活事件是房颤的重要诱发因素。2017 年发表的一项有关压力应激与房颤发病相关性的前瞻性多队列研究，入组 85 494 位既往无房颤病史受试者，平均年龄为 43.4 岁，中位随访年限为 10 年，结果提示，共有 1 061

例受试者发生房颤，累积发病率为 1.24%；在矫正年龄、性别、社会经济状况及肥胖、饮酒及高血压等潜在的混杂因素后，与每周工作时间为 35～40 小时的标准工作者相比，每周工作时间超过 55 小时者会增加房颤的发生风险为 42%，这表明长时间压力应激，是独立于年龄、性别、社会经济地位、糖尿病，高血压，高胆固醇症、肥胖、吸烟等心血管健康风险之外的独立危险因素。

②情绪障碍促发心律失常机制 近年来，循证医学研究证实情绪障碍是心律失常促发机制之一或独立危险因素，并在心律失常患者治疗、预后、生活质量方面是负性相关因素，其机理有直接和间接因素，直接因素与情绪障碍导致心血管调节中枢失调、交感过度激活、迷走受抑制及通过神经内分泌因素，导致心肌细胞自律性增高，促发心律失常；间接因素是情绪障碍伴随不良生活习惯及行为（酗酒、抽烟、不运动），提示在治疗心律失常的时候，要注意患者情绪问题的调节。

情绪障碍与高血压

由来自生活、工作等压力引发心理应激或情绪反应、内向型性格、社会与生物学因素等精神心理因素以及交感神经系统过度激活与高血压发病密切相关。其中，焦虑抑郁是最常见的心理障碍形式。早期识别与干预有利于血压控制，结合血压分级、心血管风险分层、精神压力分级等综合评估、制订个体化诊疗方案。评估量表包括：①抑郁评估，躯体症状群量表（PHQ-9）；②焦虑评估，广泛性焦虑自评量表（GAD-7）；③工作压力评估，工作倦怠量表（MBI）；④睡眠评估，匹兹堡睡眠质量指数（PSQI），注意需与难治性高血压、继发性高血压、隐匿性高血压加以鉴别。既然提到高血压与自主神经功能有关，在日常的医疗工作中，医生在应用降压药物时一定要注意调节患者的自主神经功能。

◈ 情绪障碍与心力衰竭

心力衰竭的血流动力学是心排血量明显减少，可以激活：①动脉压力感受器、静脉压力感受器、心房肽等机制刺激交感神经，抑制迷走神经系统，产生心率加快，心收缩力增加，来弥补心排血量减少；②肾灌注减少导致肾素-血管紧张素-醛固酮系统（RAAS）激活，收缩阻力血管，产生水钠潴留。

上述代偿机制可以缓解患者心排血量减少，维持重要脏器血供，但长期应激也将带来不利后果，如导致心脏神经元密度及活性降低，细胞凋亡增加，心肌纤维化增加，细胞钙超负荷，心肌肥厚但收缩力下降，RASS过度激活升高全身小动脉阻力，水钠潴留加剧心力衰竭，增加恶性心律失常易感性。

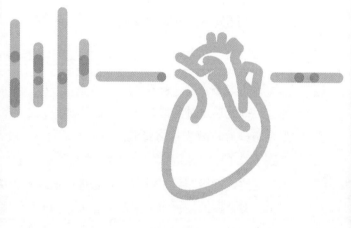

第三章

心理障碍与心血管健康

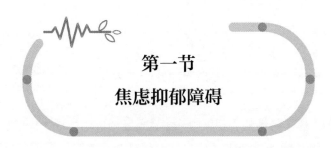

第一节
焦虑抑郁障碍

🌿 焦虑抑郁障碍的概念

①　焦虑障碍　是指在没有脑器质性疾病或其他神经系统疾病的情况下，以焦虑情绪为主要表现的一种精神障碍。临床上表现为在缺乏相应客观因素的情况下，患者出现顾虑重重、紧张、烦躁、恐惧等表现，好像有大祸临头，常常还伴有心悸、出汗、手抖、尿频等自主神经功能紊乱的症状，如持续时间6个月以上，需进行医学处理。

②　抑郁障碍　是一种负性情绪，以情绪低落为主要表现，如对平时感到愉快的活动兴趣降低。抑郁障碍一般为正常心理反应，持续时间较短，多数不需要医学处理。抑郁状态是一组症状综合征，以显著抑郁心境为主要特征，丧失兴趣或愉快感，表现有情绪、行为和躯体症状，一般为病理性的，持续时间常在2周以上，需要医学处理。

🌿 焦虑抑郁障碍的临床分型

焦虑抑郁障碍按主要临床表现可分为若干类别，与心血管疾病相关的焦虑抑郁障碍多见于广泛性焦虑、惊恐障碍（急性焦虑发作）、恐惧障碍等。

　　焦虑抑郁障碍通常是一种处于应激状态时的正常情绪反应，表现为内心紧张不安、预感到似乎要发生某种不利情况，属于人体防御性的心理反应，多数不需要医学处理。焦虑状态是一组症状的综合表现，包括躯体性焦虑症状、精神性焦虑症状以及坐立不安等运动性焦虑症状，个体有与处境不相符的情绪体验，可伴睡眠困难，属病理性，一般需要进行医学处理。

🌿 如何识别和筛查焦虑抑郁障碍

　　❶ **焦虑的核心症状**　包括：①情感症状，患者表现为过分担心、不安、着急、容易心烦、紧张、害怕或恐惧；②躯体症状，口干、出汗、心悸、呼吸困难、喉部堵塞感、面色潮红或苍白等；③运动症状，动作多、难以安静落座、经常变换姿势、四肢震颤、深长呼吸或经常叹气等。

　　❷ **抑郁的核心症状**　包括：①心境低落；②对活动失去兴趣或愉快感；③精力降低导致劳累感增加和活动减少。其他症状包括：①注意能力降低；②自我评价和自信降低；③自罪观念和无价值感；④认为前途暗淡悲观；⑤自伤或自杀的观念或行为；⑥睡眠障碍；⑦食欲减退。患者若具有至少2个核心症状和2个其他症状，持续时间超过2周，即可诊断。

　　作为非精神专科医生，及早识别患者并存的精神心理障碍非常必要，通常在详细询问病史的同时采用三问法或二问法初步筛查可能有问题的患者，3个问题中如果有2个回答是，符合精神障碍的可能性在 80% 左右；二问法采用 PHQ-2 抑郁症筛查量表和广泛性焦虑量表－2 项（GAD-2）进行筛查。当每个量表评分大于 3 分，进一步评估的工具推荐使用 PHQ-9 量表（抑郁症筛查量表）、广泛性焦虑自评量表（GAD-7）和躯体化自评量表（PHQ-15）或躯体化症状自评量表。

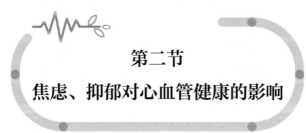

第二节

焦虑、抑郁对心血管健康的影响

研究发现，心理状态会影响机体心血管健康，平素精神压力大，或有焦虑、抑郁等不良心理状态的人更易患心血管疾病，焦虑、抑郁与冠心病、高血压等心血管疾病密切相关，可诱发和加重心血管疾病，严重影响患者生活质量。

冠心病

已有大量研究证实焦虑、抑郁与心血管疾病相关，焦虑、抑郁可增加 1.5 倍心血管疾病发生率。2014 年欧洲心脏病学会认为抑郁是心血管疾病的独立危险因素之一。比如，患者患心肌梗死行经皮冠状动脉介入治疗后，已经进行血运重建，但患者仍感觉心前区不适，甚至心前区疼痛，有的患者甚至不敢大声说话，不敢大笑，担心支架会掉下来，这种心理障碍就会影响介入的治疗效果。

我国心血管疾病中心理障碍发生率为 40% ~ 50%，急性心肌梗死的更高达 65% ~ 88%。冠心病患者中伴焦虑抑郁疾病与没有焦虑抑郁的相比，再次入院率高，心绞痛发作频繁，心前区不适感发作更频繁，并会导致患者生理功能减退和生活质量降低。

❧ 心律失常——心房颤动

中国居民心房颤动患病率为 0.77%，总患病人数高达 1000 万人。临床数据证实，焦虑、抑郁等相关情绪是心房颤动的独立危险因素。一项前瞻性研究的结果显示，悲伤、焦虑等负性情绪可使心房颤动风险增加 2～5 倍。瑞典一项大样本、多中心临床研究结果显示，伴随抑郁的心房颤动患者具有更高的全因死亡率。

❧ 高血压

《中国心血管健康与疾病报告 2023》指出，我国现有高血压病患者 2.45 亿，除外传统生物学危险因素，精神心理因素为影响高血压发病的重要危险因素。来自荷兰的前瞻性队列研究，通过对 455 例参与者进行焦虑抑郁症状评估，并随访 5 年，结果发现焦虑抑郁症状与高血压有明确相关性。多数荟萃分析亦揭示了焦虑抑郁与高血压的相关性。一项荟萃分析共纳入 41 个与高血压和抑郁相关的临床研究，高血压患者抑郁的发生率为 26.8%，其中我国高血压患者抑郁的发生率为 28.5%。

❧ 心力衰竭

心理障碍对心力衰竭患者预后存在影响，心力衰竭患者中较常见焦虑和抑郁问题。研究表明，抑郁症的存在会对心衰的预后产生不利影响，而且独立于其他与疾病严重程度相关的指标，抑郁和焦虑可能是心力衰竭的直接后果，或者抑郁和焦虑可加重心力衰竭，并直接影响心力衰竭的预后，增加心血管疾病的病残率、再住院率和病死率。研究显示，抑郁的患病率为11%~58%，焦虑的患病率为29%~45%。

⤳ 心脏手术

心脏手术患者焦虑和抑郁的发生率高，分别为16%和20%，这些心理疾病的高发生率可能导致患者的手术结果和恢复较差；在心脏手术后2个月内出现的严重抑郁症的患者在术后6个月内的生活质量都偏低。冠状动脉旁路移植术（coronary artery bypass grafting，CABG）患者抑郁很常见，高达37%的患者出院时存在抑郁症状，抑郁还与手术预后不良有关。在植入心脏起搏器患者中，有35.0%~42.7%的患者存在焦虑，38.7%~39.9%的患者存在抑郁；在植入埋藏式自动复律除颤器（implantable automatic cardiovertor-defibrillator，AICD）患者中，早期精神障碍发生率为50%，包括抑郁症、惊恐障碍。抑郁是放置心室辅助装置（ventricular assist device，VAD）患者中一个重要问题，在30名VAD患者中，发现有20%的患者经历过抑郁发作，其中16%的患者为新发抑郁者。

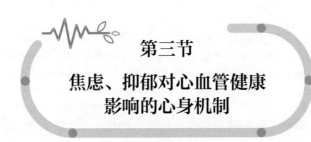

第三节
焦虑、抑郁对心血管健康 影响的心身机制

目前，有很多机制可以解释焦虑、抑郁是如何增加心血管疾病的风险及随后的不良心脏事件和死亡的发生。但其主要的机制为：遗传因素、行为和生活方式因素、交感神经系统、血小板功能、自主免疫和炎症机制。

遗传因素

近年来，越来越多的研究表明遗传因素在焦虑、抑郁及心血管疾病的发病中起着重要作用，焦虑症和抑郁症患者有遗传的因素。有研究表明，5-羟色胺（5-HT）转运蛋白中的 S 等位基因与焦虑症、抑郁症之间存在相关性，同时 S 等位基因也与心脏事件的发生有关，如心源性猝死、心律失常、心力衰竭、血运重建等。

行为和生活方式因素

伴焦虑、抑郁的心血管疾病患者常存在不健康的生活方式，对戒除烟酒、低盐、低脂饮食、规律运动、减轻压力及药物使用的依从性差。焦虑患者常缺乏交际耐心及合适的方式，导致社会支持及人文关怀减少。同时伴有睡眠障碍，也与心血管疾病的发病率和死亡率增加有关。抑郁患者由于认知障碍、动力降低、自我护理的兴趣丧失和记忆受损使生活方式发生改变，如抽烟、酗酒、不运动、暴饮暴食等，且肥胖的概率会有所增加，导致患心血管疾病的风险升高。

交感神经系统

交感神经活性增加导致心率增加和心率变异性降低，也已被证明与高血压、冠心病、心脏事件（致命和非致命）和猝死等密切相关。交感神经活性增加是焦虑患者的主要临床表现，持续的、慢性的压力情绪可使冠状动脉痉挛与心律失常的风险增加，最终可因交感神经过度激活导致不良心脏事件和猝死的发生。抑郁与心率变异性降低密切相关，研究表明心率变异性和抑郁与随后的心脏结局之间存在关联，使心肌易损性及心脏电生理异质性增加，发生不良心脏事件风险上升。

血小板功能

血小板在活化、聚集以及功能失调的过程中往往会导致血栓和炎症反应，这与多种心血管疾病的发生、发展密切相关。焦虑患者体内血小板处于活化状态，有研究显示血小板活化标志物（P 选择素）升高程度与患者焦虑的严重程度有明显的相关性；抑郁患者在静息状态下血小板活化显著增加，伴抑郁的冠心病患者 β- 血栓球蛋白和血小板因子-4 水平更高。焦虑、抑郁可通过交感神经活性增加及 5-HT 系统使血小板活化。交感神经活性增加导致血清儿茶酚胺浓度升高，儿茶酚胺可直接增加血小板的活性，还可以提高冠状动脉壁的血流剪切应力，并抑制血液中花生四烯酸的合成促进血栓形成；5-HT 与血小板表面受体结合后，可增加血小板活性。

🌱 自主免疫和炎症机制

炎症可能是心血管疾病与焦虑、抑郁共同的病因。研究发现伴焦虑、抑郁的冠心病患者的炎症标志物（如 C 反应蛋白）和促炎性细胞因子（如白细胞介素 1、白细胞介素 2、白细胞介素 6 和肿瘤坏死因子）水平升高，其中一些炎症标志物与不良心血管事件相关。

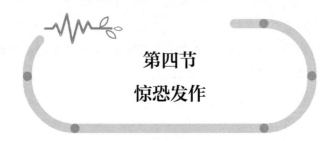

第四节
惊恐发作

有的患者在没有明显的诱因下可以产生一些恐怖的感觉，在脱离发作环境或诱发原因之后，很短的时间内就会消失。这是正常人在特定的时期内所产生的正常的有保护作用的应激反应。但如果呈长期、反复发作，就是惊恐障碍（panic disorder）。惊恐障碍是一种以反复出现的惊恐发作为主要症状表现的焦虑障碍。患者往往会就诊于综合医院，极易被误诊为患上心脏疾病。有惊恐障碍的患者会感到躯体或是精神状况欠佳，有些人会伴有社会、职业等方面的失能，时常要去医院就诊，也易出现物质滥用、自杀等行为。

病因及机制

主要包括遗传因素、神经通路异常、影像学异常、生化因素及心理因素。

临床特征

① **精神症状** 忽然、迅速发生的惊慌失措、恐惧不安，濒死感、失控感、虚幻感、人格解体或现实解体等。

② **自主神经症状** 心悸、心慌、胸部不适或胸痛、冒汗、震颤或发抖、无法呼吸或哽噎感、头晕目眩、丧失平衡感、发冷发热感、手脚麻木或者针刺痛感。惊恐发作后，患者症状的持续时间在 1 小时内可逐渐缓解。发作间歇期，患者的日常生活基本保持正常，但是会有焦虑感，原因是患者常会预感疾病发作，进而导致一些回避行为。

③ **惊恐发作的诊断标准**

（1）病情发作时没有明显因素、不在相关的情境下，并且不能提前预知疾病发作。

（2）在发作间歇期，患者除了对再次发作产生恐惧外，没有其他明显症状。

（3）发作时，患者可表现为强烈的恐惧、焦虑感等，并伴有人格解体、现实解体、濒死感或失控感等。

（4）患者可在任意的地方忽然发作，并会迅速达到症状的高峰。发作时患者意识清晰，事后会有发作时的记忆。

鉴别诊断

1. 排除其他精神心理疾病，如恐惧症、抑郁症或躯体形式障碍等诱发的惊恐发作。

2. 排除自身器质性病变，如心脏病、甲状腺功能亢进等继发的惊恐发作。

治疗

治疗惊恐障碍的方法有心理治疗和药物治疗。如果症状急性发作持续较长时间不能缓解，建议往医院急诊科就诊。

❶ 心理治疗　认知行为疗法（cognitive behavioral therapy，CBT）有效，包括以下几点。

（1）通过训练想象和行为，从而实现对恐惧感的分层暴露。

（2）寻找疾病发作以后机体的症状与惊恐发作二者之间的关系。

（3）认知重构。

（4）呼吸训练。

（5）放松训练。

（6）正念疗法。

❷ 药物治疗

（1）一线药物推荐新型抗抑郁药（如 5- 羟色胺选择性重摄取抑制剂），常用药包括帕罗西汀、氟西汀和艾司西酞普兰等，一般在病情发作时的治疗有效剂量要比抗抑郁治疗的有效剂量高。

（2）二线药物为苯二氮䓬类药物，可作为选择短期使用。对于有严重焦虑的患者可以在开始时合并苯二氮䓬类药物治疗，然后逐渐减量，并在抗抑郁药治疗几周后停用。

❸ 联合治疗　无论是在临床上还是统计学上，惊恐障碍的 CBT 治疗联合药物治疗已被证明优于单一治疗，对于单一使用药物而疗效欠佳的患者，后续联合心理治疗，双管齐下可能会显现出显著和持久的疗效。由于慢性的反复的发作是此症的特点，所以治疗应该维持 6 ~ 12 个月或更长的时间。

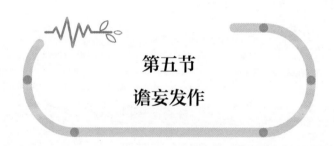

第五节
谵妄发作

谵妄（delirium），看到这个词首先会想到脑血管疾病。临床上谵妄也是急性心脏病患者的症状。同时，由于心脏功能衰竭可以引起心源性脑病，即由于心脏疾病而伴发的精神障碍，临床多表现为谵妄状态。因为患者的意识清晰度降低，认知、注意力、定向、记忆功能受损，可出现错觉、幻觉、紧张、恐惧、过度兴奋、冲动、攻击等情绪及行为，常被收到精神科病房。那么，什么是谵妄呢？

谵妄是一种急性的、波动性的精神状态改变，同时还会伴有注意力涣散及思维紊乱或意识水平的变化，是一种高级神经功能障碍。起病急骤，可以是疾病严重和死亡的先兆。

心血管疾病患者谵妄的常见诱因及病因

❶ **诱因**　感染、营养不良、严重贫血、电解质紊乱、B 族维生素缺乏、精神创伤或刺激、某些药物等均可诱发心血管疾病患者出现谵妄。

❷ **病因**　冠状动脉硬化、先天性心脏病、急性心内膜炎、心房纤颤、严重的房室传导阻滞、急性心肌梗死、永久心

脏起搏器植入、快速心律失常、高血压急症、心力衰竭、经皮冠脉介入术（percutaneous coronary intervention，PCI）后等心血管疾病患者可出现谵妄。

谵妄的机制

各种原因导致的脑能量供应不足是心血管疾病谵妄的主要机制。由于心排血量减少、血压下降、脑血流量减少而造成脑部缺血、缺氧及水肿以及血氧含量或氧饱和度降低等，均能导致脑功能紊乱，出现谵妄状态。其中高龄、心源性休克、电解质紊乱、中枢神经递质（如乙酰胆碱、多巴胺、5-羟色胺、去甲肾上腺素、γ-氨基丁酸）含量的改变及急性精神刺激等可使丘脑下部受损和循环皮质醇水平升高导致脑生理代谢紊乱。

谵妄的分型

① **兴奋型** 躁动、对刺激过度敏感，可能出现恐怖性幻觉和妄想。

② **抑郁型** 行动抑制，嗜睡。

③ **混合型** 症状多变，情感淡漠、不安宁、焦虑或易激惹；认知缺陷发生快，消失也快。

🌿 临床表现

❶　**意识障碍**　主要表现为意识清晰度的轻度下降。患者常表现为神情茫然，对各种刺激反应迟钝。对环境的定向力丧失或不完整。

❷　**注意力障碍**　患者反应迟缓，任何新奇的刺激均很难引起患者的注意；无法集中注意力，以致交谈过程中经常离题。

❸　**认知障碍**　包括感知觉障碍、思维障碍及记忆障碍等。感觉障碍包括感觉减退、感觉迟钝、感觉过敏。知觉障碍表现为片段的错觉、幻觉，其中以视幻觉尤为常见。思维形式障碍主要表现为思维不连贯；思维内容障碍主要表现为妄想，其中以被害妄想、关系妄想常见。记忆障碍以瞬时记忆及近事记忆障碍为主，而远事记忆大多不受影响。

❹　**情感障碍**　无特定的模式，患者可表现为情感淡漠、激越、惊慌、恐惧、敌对等。

❺　**行为障碍**　患者表现为不协调性、精神运动性兴奋或精神运动性抑制。

❻　**睡眠障碍**　患者表现为睡眠节律紊乱，睡无定时，经常白天嗜睡，夜间活跃。

上述临床表现常常突然发生，变化急剧，具有晨轻暮重的节律改变。

🌿 谵妄的诊断

症状＋意识模糊评估法（confusion assessment method, CAM）评分。CAM内容包括：急性发病、注意障碍、思维混乱、意识水平的改变、定向障碍、记忆力减退、知觉障碍、精神运动性兴奋、精神运动性迟缓、波动性、睡眠－觉醒周期的改变 11 个项目，按照不存在、轻度、中度、严重进行评分，低于 19 分可排除谵妄，20～22 分为可疑，高于 22 分可诊断谵妄。

谵妄的治疗

谵妄的治疗包括病因治疗、支持治疗和对症治疗。

① **病因治疗** 指治疗脑部或躯体疾病。

② **对症治疗** 指针对精神症状给予精神药物治疗。应用小剂量氟哌啶醇口服或注射剂，能有效地控制兴奋躁动。非典型抗精神病药物如利培酮、奥氮平和喹硫平等可以控制谵妄患者的急性精神运动性紊乱，目前在临床上应用日渐广泛。由于苯二氮䓬类药物有可能加重患者的意识障碍，应谨慎使用。

③ **支持性治疗** 包括维持水、电解质平衡，适当给予维生素及营养。将患者置于安静、昼夜光线变化鲜明、陈设简单的病室中，最好有亲属陪伴，以减少其焦虑和激动。良好的护理是治疗中的重要环节，预防因幻觉、错觉产生的意外。

第四章

心血管疾病患者的双心处方

第一节
怎样制订个体化的心理处方

心脏康复五大处方之一的心理处方非常重要，可以说心理处方是能够使患者坚持心脏康复、做好心脏康复的重要治疗策略，也可以说心理处方是心脏康复的灵魂。制订个体化的心理处方以提高患者生活质量，代表着心身整合医学模式的真正转变，体现以疾病为中心向健康为中心的转化，践行"健康中国行动"。

双心问诊模式

通过详细采集患者病史，细致体格检查，必要辅助检查，提高临床逻辑思辨能力，也清楚是否有躯体症状反复就诊而没有很好的解释；询问食欲、进食、二便、睡眠等情况，也有提示情绪问题的意义；问及情绪困扰（如遇事紧张或难以平复、兴趣活动减少等），也就弄清症状发生与情绪背景，对帮助患者认识某些躯体症状与内在情绪的关系有一定帮助；识别伴有的自主神经功能紊乱表现，包括出冷汗、四肢乏力、面色苍白、肢体颤抖、恶心、便意或尿急等。患者性格特点包括：①孤独感；②以自我为中心，不关心外界事物；③希望得到关注的愿望增强；④过分担心自己的身体状况；⑤对医疗依赖性增强；⑥计较微小的事物；⑦怀疑自己的能力，对周围事物不满，暴躁易怒；⑧容易接受语言和行为的暗示等。双心问诊着重于良好的医患沟通，体会患者内心的感受，提升患者正向情绪，增加社会支持。双心问诊示例第一句："你好，这次哪里不舒服来看病？"第二句："还有哪里不舒服？"第三句："还能记起第一次发病时间和发病场景吗？"第四句："睡眠怎么样？"第五句："都做了哪些检查和治疗？治疗效果怎么样？"胡大一教授在双心医学的临床实践中提炼出询问病史的四问法：一问病情（症状）；二问心情；三问工作、生活经历与事件；四问性格。

双心临床评估

可在诊疗同时或诊前候诊时采用三问法或二问法进行初筛；二问法采用 PHQ-2 抑郁症筛查量表和 GAD-2 进行抑郁焦虑筛查。若得分不低于2分，则建议采用 PHQ-9 和 GAD-7 进一步评估患者情绪程度。患者躯体症状较多时，推荐采用 PHQ-15 或中国版躯体化症状自评量表（SSS-CN）进行评估。重症监护意识模糊评定法便于连续评定术后或病情严重、住在重症监护病房的患者。简易精神状态检查量表是老年人精神心理状态与认知功能检查常用的量表。

❧ 双心临床处理

❶ **认知行为指导**　纠正错误认识，建立求助动机，构建良好医患关系。

❷ **个体化运动处方**　结合患者兴趣需要及健康状态，遵循相关共识进行运动治疗。

❸ **减压疗法**　腹式呼吸、肌肉放松、冥想和生物反馈对双心问题干预卓有成效。

❹ **个体化用药**　有躯体化症状、惊恐发作、中度以上的双心问题患者，应在非药物治疗的基础上考虑使用药物。一线用药包括：①5-羟色胺选择性重摄取抑制剂（serotonin-selective reuptake inhibitor，SSRI），一般2周以上起效，研究认为该类药物用于心血管疾病患者相对安全，其中舍曲林是唯一一个具有高等级的心血管安全性循证证据的SSRI；②苯二氮䓬类药物用于焦虑症和失眠的治疗，建议连续应用不超过4周，逐渐减量停药；③复合制剂——氟哌噻吨美利曲辛，其适应证为轻中度焦虑抑郁、神经衰弱、心因性抑郁、抑郁性神经症、隐匿性抑郁、心身疾病伴焦虑和情感淡漠、更年期抑郁、嗜酒及药瘾者的焦躁不安及抑郁。二线用药包括：①5-羟色胺受体拮抗和再摄取抑制剂（SARI）的代表药物曲唑酮；②选择性5-羟色胺及去甲肾上腺素再摄取抑制剂（serotonin antagonist and reuptake inhibitor，SNRI）的代表药物文拉法辛、度洛西汀及去甲肾上腺素和特异性5-羟色胺能抗抑郁剂（NaSSA）的代表药物米氮平；③选择性去甲肾上腺素再摄取抑制剂（NDRI/NARI）的代表药物瑞波西汀、托莫西汀；④5-羟色胺1A受体部分激动剂代表药物丁螺环酮、坦度螺酮。药物使用方法更显著体现个体化特点：①与患者有效

沟通对其采取的治疗方案、药物性质作用、可能不良反应及对策，剂量逐步递增，尽可能采用最小有效量，提高服药依从性；②药物治疗一般在 2 周左右开始起效，一旦有效，必须足剂量治疗，并应尽量减少残留症状，努力达到临床痊愈；③具体疗程目前缺乏研究证据，须根据具体病情决定后续措施；④若药物有效则要坚持完成维持和巩固阶段的治疗，不宜频繁换药；⑤若换药，首先考虑换用作用机制不同的药物；⑥强调基于评估的治疗，如足量使用药物治疗 6～8 周无效，应重新评估病情，治疗持续时间一般在 3 个月以上，症状完全缓解 1 个月，考虑减药；⑦密切随访药物治疗效果、副作用，关注 Q-T 间期长度等。

❺　**传统医学治疗**　中医心理学融合中医和传统文化的精髓，具有独特的心理治疗方式和实践，治则以理气、活血、养心神为大法，四诊合参充分渗透对心理因素的审查内容，根据整体观念及辨证辨病相结合的原则具体用药。冠心丹参滴丸，具有活血化瘀、理气止痛之功效；君药三七、臣药丹参、使药为具有抗焦虑抑郁作用的降香油。冠心丹参滴丸为三七类制剂，具有不同于活血化瘀的双心同治的特点，为冠心病合并精神心理障碍治疗药物。

冠心丹参滴丸随机双盲安慰剂对照多中心中药治疗双心疾病高质量研究（GLAD 研究）结果显示：冠心丹参滴丸可通过抑制炎症反应或血小板活化，改善内皮功能，保护心肌微血管，减轻抑郁或焦虑状态，缓解心绞痛症状，改善生活质量。从临床和机制角度证实冠心丹参滴丸可提高 PCI 术后抑郁或焦虑患者的临床疗效，提高生活质量，改善预后。冠心丹参滴丸真实世界研究（ADECODE-RWS 研究）结果显示：对冠心病伴抑郁或焦虑状态患者，能改善西雅图心绞痛量表、PHQ-9

和 GAD-7 评分。

 睡眠管理 通过问诊、量表和其他客观方法来评价患者的睡眠质量，积极处理患者存在的睡眠障碍。

此外，凡经过培训的双心医生处理困难的病例，原则上应请精神科联络会诊，帮助明确精神科诊断、明确处理的目标和预期效果。对于难治性、依从性差、重症、危险及投诉病例则需要及时进行会诊和转诊。

在双心问题患者最需要帮助之时，心内科医生接受培训并掌握基本的心理评估和药物治疗的方法，同时以一个医生的人格、素养、经验与理论有机结合，对患者的病症表示理解并给予合理的解释，再根据患者的领悟力、生活事件、年龄、个性等进行创造性的个体化的双心治疗，必将激发患者的内心动力，提高药物治疗的依从性，也是治愈疾病及防止复发的基础，让我们一起努力。

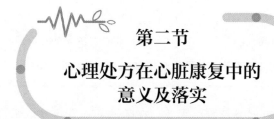

第二节
心理处方在心脏康复中的意义及落实

　　心脏康复是一个融合生物医学、运动医学、营养医学、心身医学和行为医学的整合防治体系，是指以医学整体评估为基础，将心血管疾病预防管理措施系统化、结构化、数字化和个体化，通过五大核心处方的综合模型干预危险因素，为心血管疾病患者在急性期、恢复期、维持期以及整个生命过程中提供的生理、心理和社会的全面和全程管理服务和关爱，将心脏康复融入临床治疗的每一个环节。

　　心血管康复是心血管患者治疗的重要组成部分，不可或缺。同时，心血管康复的实践指南也不断被权威学术机构所制订和修订。心血管康复是综合的长期计划，包括医疗评价、运动处方、减少心脏危险因素、教育和咨询。这些计划是用来限制心血管疾病对患者生理和心理影响，减少发生猝死或再梗死的风险，控制心脏病症状，稳定或逆转动脉粥样硬化的进程，提高患者的心理、社会和职业的状况。

　　心血管疾病属于慢性疾病，易复发，并发症也较多，患者的治疗及康复是一个漫长的过程，带给患者的不仅仅是身体上的不适，更有心理上的负担。因此，心理干预也成为心脏康复系统中的一个重要组成部分，并衍生出了双心医学的概念。双心医学是研究和处理与心脏疾病相关的情绪、社会环境及行为问题的科学。双心医学已成为医学的重要分支，不可否认的是情绪是影响心脏病的一个重要的且越来越不可忽视的因素，有证据表明心血管疾病患者易出现心理应激及心理负担过重导致焦虑、抑郁等精神问题，同时这种精神问题也会反过来加重心血管疾病的进展及疗程。因此，在关注心血管疾病的本身之外，应同时干预患者心理健康以达到身心协调，药物及心理疏导双管齐下，定期随访了解患者近期身心情况，及时调整双心治疗方案，必要时与临床心理科协助治疗。

心血管疾病是老年人常见病，因病情症状以及环境影响，患者心理状态以及情绪容易产生波动，早期患者因对疾病缺乏了解，心理上产生畏惧、恐慌、焦虑等情绪，对治疗产生抗拒心理，自身过于悲观，导致病情持续加重。因此，对于心血管患者的临床干预，需要重视心理疏导。心理处方主要依据患者产生的负面心理，予以针对性疏导，通过宣教指导使患者对疾病提高认识，改善医患关系，提高患者依从性以及治疗信心。

基于心理处方在心脏康复中的重要性，在临床实践中应积极落实心理处方对患者的干预，做到对患者的整体心理状态的了解，对可能存在的焦虑、抑郁、躯体化做到早期识别，对于早期识别的双心患者做到及时有效的干预都是非常重要的。

第三节
心理处方在心血管疾病中的
协同作用

心血管疾病是老年人群的常见病，因疾病症状及环境影响，患者心理状态及情绪很容易产生波动，早期患者因对疾病缺乏了解，心理上会产生畏惧、恐慌、焦虑等情绪，对治疗产生抗拒心理，过于悲观，导致病情持续加重。因此，对于心血管患者的临床康复，需要重视心理疏导。心理处方主要依据患者产生的负面心理，予以针对性疏导，通过宣教指导患者使对疾病提高认识，改善医患关系，提高患者依从性以及治疗信心。

精神心理问题已被证实可影响心血管疾病的预后，其机制可能与易发心律失常、血小板聚集力增加、炎性反应增强、促进动脉粥样硬化发生发展及不良医学行为（吸烟、依从性差、难以控制饮食等）影响健康相关。研究表明，在日常生活中具有精神压力的人比无精神压力的人患心肌缺血的风险要高 2 倍，而当患者同时存在抑郁症和缺血性心脏病时，将很可能给社会带来更大的负担。

认知因素是决定心血管疾病患者反应的关键性因素，包括对病因和疾病结果的态度，对治疗的预期作用的态度等。支持心理帮助的目的，在于帮助患者自己学会应对症状发作，解决患者所面对的心理困难，减少焦虑、抑郁情绪，改善患者的非适应行为，包括对人、对事的看法和人际关系，维持、重建自尊，提高自信和自我适应能力。治疗者需要了解患者的现实人际关系，以及情绪或者行为的过去和当前状况，帮助患者以有效且适当的方法来处理心理问题及适应生活。

大量实证研究表明，社会经济地位低、社会孤立、压力、D型人格、抑郁和焦虑等心理社会风险因素增加了冠状动脉性心脏病（coronary artery heart disease，CHD）的发生风险，也导致了CHD患者健康相关生活质量和预后较差。证据级别强的危险因素包括：①行为危险因素，身体缺乏活动、不健康饮食、吸烟、睡眠障碍、放松不足、每天摄入3种或更多的含酒精性饮料等；②社会因素，社会经济地位较低（低收入、低教育程度、低工作职位等）、缺乏社会支持；③临床抑郁和抑郁症状；④焦虑和惊恐；⑤应激，急性应激包括哀悼、自然灾害、恐怖袭击、足球比赛，可作为急性冠脉综合征的诱因；慢性应激包括工作压力、分居、离婚、消极的童年经历、疾病本身等；⑥创伤后应激障碍（posttraumatic stress disorder，PTSD）。证据级别较弱的危险因素包括性格、愤怒和敌意等。

根据对心理社会风险因素的筛查结果实施不同的心理干预方案，如咨询、动机访谈、心理教育和心理治疗等。教导患者如何改变或应对压力源，理想情况下，应由训练有素的人员进行干预。认知行为疗法（CBT）包括戒烟、体质量管理、自我监控、压力管理等。

综上所述，在心血管疾病康复过程中实施心理处方，可改善患者的心理状态，提高患者生活质量，值得推荐。

第五章

心血管疾病患者心理状态评价

第一节
常用心理状态量表有哪些

　　结合近年国内发布的相关专家共识，需要在双心医学开展工作时对患者的精神压力进行量化评估，其中主要涉及焦虑、抑郁、躯体化症状、谵妄、工作倦怠和失眠等方面。现将推荐心理状态量表小结如下。

　　❶ 焦虑　常用量表有汉密尔顿焦虑量表（HAMA）、抑郁-焦虑-压力量表（DASS）、广泛性焦虑量表（GAD-7）、状态-特质焦虑问卷（STAI）等。根据临床实践推荐采用广泛性焦虑量表2项（GAD-2）进行焦虑筛查。若GAD-2得分大于等于2分，则建议采用GAD-7进一步评估焦虑情绪程度。

　　❷ 抑郁　常用量表有抑郁自评量表（SDS）、贝克抑郁自评量表（BDI）、汉密尔顿抑郁量表（HAMD）等。根据临床实践推荐采用PHQ-2抑郁症筛查量表进行抑郁筛查，若PHQ-2抑郁症筛查量表得分大于等于2分，则建议采用PHQ-9进行评估抑郁情绪程度。

　　❸ 躯体化症状　双心疾病特点也常以躯体化症状为其表现形式，常用的焦虑抑郁筛查可能为阴性。90项症状自评量表（SCL-90）是国外运用最多的精神症状评定量表之一，包括躯体化、强迫症状、人际关系敏感、抑郁等项目，但需要20分钟左右的时间填写，患者完成有困难。相关共识推荐毛

家亮教授编制的 SSS-CN 自评量表和 PHQ-15。

④ **谵妄**　相关评估工具有 10 多种，在综合医院使用最多的是意识模糊评估法（CAM）4 个条目的简本。另有专门用于 ICU 的重症监护意识模糊评估法（CAM-ICU），特别便于连续评定术后或病情严重、住在 ICU 的患者。简易精神状态检查（mini-mental state examination，MMSE）可用于对 65 岁以上老年心血管疾病患者认知功能进行评价，评分标准：27～30 分为正常，低于 27 分提示有认知功能障碍。

⑤ **工作倦怠**　工作倦怠量表（MBI）从情绪疲惫感、工作冷漠感、无工作成就感 3 个维度来评估工作倦怠感，可单独使用，亦可联用，当 3 个方面均为高度时，则认为有高度的工作倦怠。

⑥ **失眠**　通常结合患者失眠病史、睡眠评估量表、多导睡眠图监测，以及参照《国际睡眠障碍分类》（第 3 版）对患者的睡眠状况进行评估。推荐使用匹兹堡睡眠质量指数（PSQI）、阿森斯失眠量表（AIS）、Epworth 嗜睡量表（ESS）、失眠严重程度指数量表（ISI）对失眠进行评估。睡眠信念与态度量表（DBAS）用于评估睡眠相关的认知情况。最常用的 PSQI 适用于睡眠障碍、精神心理问题及一般人群近 1 个月睡眠质量的评估。总分范围为 0～21 分，得分越高，表示睡眠质量越差，总分高于 7 分作为成人睡眠质量问题的参考界值。

第二节
怎样进行心理量表的评估

2015 年美国预防服务工作组建议医务工作者在常规门诊中对所有成人进行抑郁症筛查，不论是否能为其提供抑郁症治疗或支持。2021 年在美国心脏协会（AHA）发布的《精神健康、身心健康及大脑-心脏-身体关联》科学声明中指出：建议临床医生应常规评估心血管疾病患者和心血管高风险个体的心理和精神健康状况。因此，筛查双心问题的基本方法是心血管科医生应该掌握的临床技能之一。

目前国内现状是首诊于综合医院的双心疾病患者增多，情感症状往往被躯体症状掩盖，临床实践操作与循证医学推荐之间存在较大差距。而且现在用于评估的量表编制久远，且从精神科侧重角度编写，复杂难记，反向题目易混淆，常模分值较高，不被患者认可。所以医生识别双心问题亟须更简单易行的方法，以及基于评估的治疗模式来管理患者的情绪问题，包括选择初始治疗、监测进展调整治疗和长期监测维持治疗。

筛查第一步：在诊疗同时或候诊时，采用三问法或二问法初步筛出可能有问题的患者。三问法如下：①是否有睡眠不好，已经明显影响白天的精神状态或需要用药；②是否有心烦不安，对以前感兴趣的事情失去兴趣；③是否有明显身体不适，但多次检查都没有发现能够解释器质性心血管疾病的原因。3个问题中如果有2个问题的回答"是"，符合精神障碍的可能性80%左右。第一问中有关睡眠的问诊还可以涉及：①询问是否存在主观体验的失眠及其表现形式；②询问是否存在非特异性躯体症状；③询问是否存在日间功能损害；④询问睡眠卫生习惯、有无酒精药物等精神活性物质的使用；⑤询问抑郁、焦虑的核心症状；询问上述症状的持续时间，发病前有无心理应激事件；⑥既往是否存在慢性不稳定性躯体状况，是否存在其他精神疾病及家族史；⑦问诊时应注意观察患者的表情和动作。第二问中情绪低落、精力不济和兴趣减退源于抑郁核心症状。第三问中医学难以解释的症状常有以下临床特征：体验和表达躯体不适与症状；躯体不适与症状不能用器质性病变来解释；将不适症状归咎为躯体疾病；据此向医学各科求助。二问法采用 PHQ-2 抑郁症筛查量表和 GAD-2 进行筛查，当得分大于等于2分时，建议进入筛查第二步。

筛查第二步：心理量表是连接医生和患者之间的重要桥梁，相关共识评估工具推荐 PHQ-9、GAD-7 及 SSS-CN。这些自评量表由受检者不受他人影响独立完成，根据自己的实际体验或感受填写问卷。强调时间范围是最近两周，并说明分级标准及填写方式。填完以后进行完整性检查，如果有漏、错的项目则需要重新填写。受试者一般应具有初中文化水平，若无法自行完成，可由测试者逐条以中性的、不带任何暗示和偏向方式把问题念给受试者听，并根据评分标准记录受试者的回答。

PHQ-9 由美国《精神疾病诊断与统计手册》（DSM-5）的9 条症状学标准发展而来，是条目简单、使用简便的自评量表。评判标准·0~4 分没有抑郁；5~9 分属于轻度抑郁：观察等待，随访时重复 PHQ-9；10~14 分属于中度抑郁：制订治疗计划，考虑咨询，随访和 / 或药物治疗；15~19 分属于中重度抑郁：积极药物治疗和 / 或心理治疗；20 ~ 27 分属于重度抑郁：立即首先选择药物治疗，若对治疗无效，建议转移至精神心理专家进行心理治疗和 / 或综合治疗。PHQ-9 量表在中国抑郁识别中具有良好的信度和效度，仅 9 个条目，数量只有很多量表一半，却有相似的信度和效度。其严格符合 DSM-5 的 9 条症状学标准，既可以作为初步诊断，也可以评估抑郁严重程度，是 DSM-5 唯一推荐评估抑郁严重程度抑郁量表。既提供量化指标，也帮助临床决策。治疗随访阶段（充分药物治疗 4 ~ 6 周后效果评估）：较基线减分大于等于 5 分说明有效，继续目前治疗，定期随访；较基线减分 2 ~ 4 分说明部分起效，需要重新确认诊断，考虑共病因素，原治疗药物加量 / 联合治疗；较基线减分小于等于 1 分说明无效 / 效果差，则需要重新确认诊断，考虑共病因素，原有药物加量 / 换药，精神专科医生咨询，或联合心理治疗。

GAD-7 是基于 DSM 中关于广泛性焦虑症状而编制的自评量表，特点是快速、简便、可靠、有效，还可用于评估症状的严重程度，监测症状改善程度。GAD-7 量表在中国广泛性焦虑识别中具有良好的信度和效度。GAD-7 条目与诊断标准相关，具有足够的心理测量学特性，故 DSM-5 推荐使用 GAD-7 作为广泛性焦虑评估工具。评判标准：0 ~ 4 分为没有 GAD；5 ~ 9 分为轻度；10 ~ 14 分为中度；15 ~ 21 分为重度。GAD-7 评分范围：0 ~ 4 分为没有焦虑；5 ~ 9 分为可能有轻微焦虑；10 ~ 13 分可能有中度焦虑；14 ~ 18 分为可能有中重度焦虑；19 ~ 21 分为可能有重度焦虑。对于重度焦虑患者，建议转诊精神专科。

综合医院双心问题患者的特点是个体将内心痛苦通过生理疾病或症状的方式表达出来，即所谓的躯体化。毛家亮教授根据 DSM-5 编制了 SSS-CN，并首次对其临床应用价值进行评估。该自评量表经研究检验有良好的信度和效度。共有20项题目组成，其中躯体化症状占50%，焦虑占20%，抑郁占20%，焦虑抑郁占10%。每道题目根据症状的严重程度分为4个等级，其阳性临界分值为407分。低于30分为正常，30~39分为轻度，40~59分为中度，60分以上为重度。该量表不仅能很好地判断患者是否有心理障碍的可能，也能提高患者对躯体化症状的认识能力。基于评估的治疗模式可帮助医生为患者选择合适的治疗药物，还可以帮助观察其治疗效果，评估心理障碍治疗后的残留症状，判断何时减药及停药。通过帮助患者自我管理从而充分完成治疗疗程，减少疾病的复发。

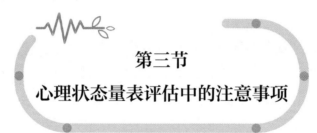

第三节
心理状态量表评估中的注意事项

心理状态评估量表的使用是否正确，关系到诊断的准确度，本节主要陈述各个量表的注意事项。

首先，需要选择合适的量表，选择的量表必须有良好的效度，即对所要测量的特质准确测量的程度。例如PHQ-9在我国城市社区和农村人群中都具有良好的灵敏度和特异度，普遍适用。此外，需要看该量表是否为标准化量表，如果是经典测验，常模必须定期修订、重新标准化，如果是翻译版本，必须进行本土化修订及效度和信度的重新测定。

其次，医务人员应充分学习相关知识、参与相关培训后方可上岗，需要熟知各种量表评估的使用方法、具体程序、注意事项、结果计算等，提前准备齐全评估所需用具，选择适宜的环境，最大限度地减少测评估过程引起的各种误差，尽可能严格按照标准执行并加以练习，才能规范使用。

目前常规使用的心理状态评估量表多为自评量表，包括PHQ-9、GAD-7、PHQ-15、SSS、MMSE等，此类量表虽为患者自己作答，但需要医务人员在测试之前讲解指导语、告知测试目的、注意事项，评估过程中不要加以干扰或解释，且需要注意避免对患者进行诱导和暗示，测试结束后注意患者是否有漏答、多选等情况，及时要求其改正。

在进行心理状态评估的时候，经常会听到患者说："我生病最近 1 周才出现烦躁不安，之前没有这种情况，那我到底该选哪个呢？"每个量表都有它的评价时间范围，例如 PHQ-9、GAD-7 可评价患者过去 2 周的情绪状态，PSQI 则评价过去 1 个月的睡眠情况。评估之前医务人员需要明确告知患者该量表的时间范围。

最后，评估过程需要注意一些细节，例如简易精神状态检查（MMSE）中的记忆测试，医务人员重复词语最多 6 次，若仍不能记忆，则回忆检查无意义，而计算力测试，不能帮助患者记答案，如患者说 100 减 7 等于 93，医护人员不能说 93 减 7 等于多少，而只能说再减 7 等于多少。

心理量表是评价心理情绪特点的重要工具，是进行心理研究的方法之一，合理运用信度和效度较高。质量可靠的心理量表，正确解释其测评结果，能客观地评价患者的心理状态，但是如果量表选用不当、错误的解释结果，不但得不到科学的结论，甚至可能对患者造成一定伤害，故使用量表时应该认真对待。

第四节
对评估结果的个体化判断

　　心理状态评估量表作为测试工具，有着简单方便、结果标准化等优点，其结果有助于了解、量化患者的心理状态，但作为自评量表，也存在一定缺陷，且患者的年龄、受教育情况、社会经济地位、语言及生活环境等都会对结果造成影响，医生不能仅凭量表结果诊断患者是否有心理情绪问题，还需要与其他研究和评估方法（例如对患者及其家属进行访谈、观察等）综合分析，以更加准确地了解其情绪状态，得到客观、科学的结论。

　　自评量表的缺陷在于：①每个患者的受教育程度，对题目的理解程度不同，容易造成测试结果偏差；②患者出于种种原因，可能会故意选择与真实情况不符的选项，以改变测试结果；③量表本身存在一些模糊概念，其定义在个体之间往往是不同的，由于编制者与受试者理解不同造成偏差。所以个体化评估患者的测试结果尤为重要。

　　有一点必须强调，目前综合医院使用的多为症状量表，它只是评估症状的严重程度，不能替代诊断量表用于诊断。例如，PHQ-9结果为阳性，表明患者存在焦虑症状，但不代表患焦虑症，只有诊断量表才能做出诊断。

　　测试结果需要对不同受教育程度的患者有所区分，例如简易精神状态检查（MMSE）一般标准为 27 ~ 30 分为正常，分数低于 27 分提示有认知功能障碍，但又根据受教育程度不同制定痴呆标准：文盲小于等于 17 分，小学程度小于等于 20 分，中学程度（包括中专）小于等于 22 分，大学程度（包括大专）小于等于 23 分。对于其他未根据受教育程度划分标准的量表，医务人员应自行参考患者的受教育程度进行量表解读。如患者受教育水平低或认知功能障碍，那对测评量表结果存疑，需要重点结合其观察及访谈结果综合评价。

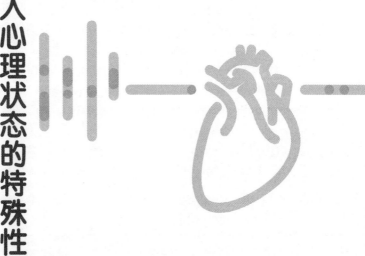

老年人心理状态的特殊性

第六章

　　按照国际标准，65 岁及以上人口占比超过 7% 属于轻度老龄化，达到 14% 属于中度老龄化，超过 20% 则属于重度老龄化。2021 年我国 65 岁及以上人口为 20 056 万人，占全国人口的 14.2%，表明中国老龄化速度正在加快且已经进入了中度老龄化阶段。预计在 2035 年之前，65 岁及以上人口会超过全国人口的 21%，从而进入到深度老龄化阶段。心血管疾病是老年人的高发疾病，心脏病是 65 岁以上老年人群首要死因，85～94 岁的高龄老人首次心血管事件的年发生率为 7.4%。

　　老年患者因为年龄相关的退行性表现，加之很多与衰老相关的其他慢性疾病发病率增加，使得老年心血管疾病患者伴发心理疾病的情况变得复杂，症状隐匿不典型，为识别与判断增加了很大的难度，有可能一定程度上弱化了流行病学上的共病率。另一方面老年人的双心疾病不同于其他年龄阶段的特殊性在于年龄所伴发的一系列老年综合征，这使得在老年人罹患心脏疾病的同时尤其需要关注心理问题和鉴别诊断心理问题。患者对心脏疾病的紧张情绪，多重用药情况下药物对认知功能和情绪的影响，疾病进展过程中波动性脑功能改变都可能表现为心脏疾病伴发情绪障碍。在这种情况下，老年人的双心问题可能存在阶段性，与心血管疾病的病程阶段有关。老年人心理问题的特殊性表现为老年人退休后出现的社交退缩和社交隔离，可能是老年人双心疾病重要的社会学层面危险因素。导致社交退缩和社交隔离多源于失落心理：老年人退休后，离开紧张的工作环境，如果没做好心理准备，在一定时期内不能适应，容易出现失落感、孤独感、不知所措等行为。老年人存在孤独心理，因为子女成家后离开老年人生活，老年人独自生活，缺少关爱，容易产生孤独感和惆怅感，精神萎靡。老年人存在多方面的焦虑心理：患有慢性疾病的老年人，由于老年人常出现一些器官退行性疾病，如关节疼痛、走路不方便、运动受限，这些都给老年人带来焦虑情绪。有的老年人患有糖尿病、高血压、内分泌疾病等，容易出现抑郁、焦虑、悲观的情绪，容易形成心理疾病。还有老年人有黄昏心理，因为丧偶、子女离家工作、自身年老体弱，感到生活失去乐趣，对未来丧失信心，甚至对生活前景感到悲观等，对任何人和事都怀有一种消极、否定的灰色心理。空巢老人一般孤独感强，有些空巢老人一直过着"出门一把锁，进门一盏灯"的生活，每日除了进餐和睡觉外别无他事。因此，对于老年人的心理处方应具有一定的特殊性。

第七章

心血管疾病患者的双心问题

目前，我国约有 3.3 亿心血管疾病患者。在这些患者中，身体健康出现问题后，也会引来心理健康问题。身心健康越来越被人们关注。

身心是一体的，身体生了病，与心理活动也会有某种关系，或者是心理先生了病，从而导致身体健康出现问题。这样的状况称为身心疾病。

心理健康每时每刻都在影响人的生理健康，身体健康是心理健康的基础和载体，心理健康是身体健康的条件和保证。如果一个人性格孤僻，心理长期处于一种抑郁状态，就会影响体内激素分泌，使人的抵抗力降低，疾病就会乘虚而入。一个原本身体健康的人，如果老是怀疑自己得了什么疾病，就会整天郁郁寡欢，最后导致真的一病不起。双心疾病的治疗在临床上是非常重要的，心理治疗良好的医患沟通能力是非常重要的。

听清楚	了解患者的症状和治疗过程、对疾病的认识、有无负性生活事件、患者的担心和困惑，心脏症状外的其他躯体表现。
说明白	需要明确的信息是患者的症状是什么？不是什么？
争取患者配合	治疗效果欠佳的原因，换个治疗思路。
选择乐观表达方式	根据患者的担心解释病情，鼓励性语言，定期随访，提高治疗依从性调动家庭支持系统，提高家属的信心、耐心和沟通技巧。
行为治疗	运动疗法中运动处方，有效降低焦虑抑郁。放松训练包括腹式呼吸，肌肉放松训练、冥想、生物反馈治疗。

下面我们就谈一下双心疾病的药物治疗问题。

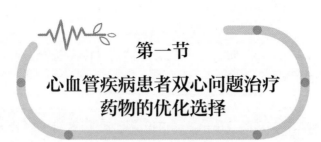

第一节

心血管疾病患者双心问题治疗
药物的优化选择

在双心疾病药物治疗阶段，安全、有效的个体化治疗方案是重点。抗抑郁治疗的核心是既保证疗效又保障耐受性，须全面考虑个体差异、基础疾病、药效动力学、药代动力学和药物相互作用，遵循小剂量起始逐渐滴定的原则，及时观察和处理不良反应。

🌿 常用抗抑郁药物的一般特征

❶ 5- 羟色胺选择性重摄取抑制剂（SSRI） 代表药物为氟西汀、帕罗西汀、舍曲林、氟伏沙明、西酞普兰、艾司西酞普兰等。常作为一线选择，耐受性较好，为临床应用最多的药物。

❷ 选择性 5- 羟色胺及去甲肾上腺素再摄取抑制剂（SNRI） 代表药物为文拉法辛、去甲文拉法辛、度洛西汀。增加了抗抑郁效果的同时不良反应也相对增加，常作为 SSRI 疗效不佳时的选择。

❸ 去甲肾上腺素和特异性 5- 羟色胺能抗抑郁剂（NaSSA） 代表药物为米氮平，又称加州火箭燃料，小剂量可改善睡眠和胃肠道症状，与 SSRI/SNRI 联用时增强疗效，

且治疗剂量下对心血管系统影响较小。

④ **5-HT$_4$/5-HT$_2$受体部分激动剂** 代表药物为坦度螺酮。能有效控制精神性压力导致的心血管系统功能变化，降低血压、减缓心率，改善躯体和精神症状。

⑤ **5-羟色胺受体拮抗和再摄取抑制剂（SARI）** 代表药物为曲唑酮。具有明显镇静作用的抗抑郁药，且对 Q-T 间期影响较小。常见不良反应为直立性低血压，故老年患者服药时应叮嘱起床或体位改变时需要谨慎。

⑥ **新一代抗焦虑抑郁药——氟哌噻吨美利曲辛** 是一种能同时发挥抗焦虑、抗抑郁作用的复方制剂由氟哌噻吨 0.5 毫克、美利曲辛 10 毫克组成。美利曲辛是通过与突触前膜的 5-HT 和 NE 再摄取的作用，使突触间隙的 5-HT 和 NE 有效浓度增加，起到抗抑郁和情绪调节作用。

抗抑郁药选择的注意事项

良好的沟通能提高治疗的依从性，对疾病和药物的充分认识能有针对性地选择治疗方案、识别并处理不良反应。抗抑郁药选择前应注意以下几点。

（1）开始治疗时应与患者沟通具体的药物选择，可能的结局，有效治疗剂量和药物治疗疗程，并告知停药和复发风险。通常抗抑郁药物起效时间为 2 周左右，故在治疗时应注意症状的改善并调整剂量或换药。单次发作的患者在症状缓解后，继续治疗至少 6~9 个月，若多次复发患者则治疗时间延长。

（2）密切关注药物的相互作用，SSRI 类药物多通过细胞色素 P450 代谢，与心血管疾病治疗药物联用时应从小剂量开

始。值得注意的是，抗抑郁药与抗惊厥药联用时易出现电解质
紊乱，氟西汀与华法林联用则可能增加出血风险；服药期间避
免与单胺氧化酶抑制剂合用防止诱发 5- 羟色胺综合征。定期
复查心电图、生化指标、甲状腺功能、血药浓度监测等是治疗
延续的关键。

（3）在治疗过程中不仅重视患者的精神心理问题，还应关
注其他伴随症状，如失眠、疲劳、食欲减退等，及时有效的处
理伴随症状能更好获得满意疗效。协同多种治疗手段和积极的
心理干预，以达到满意疗效。针对部分效果不佳患者，伴有自
杀自伤或有明显精神病性症状患者则建议前往专科就诊。

🌿 抗抑郁药的推荐方案

优化方案的三要素包括核心症状的靶向治疗、药物耐受性和
疗效。推荐的处理策略依次为加量–增效治疗–换药，首尾相连
形成循环，如果疗效不佳，推荐至少重复 3 轮如图 7-1-1 所示。

目前双心疾病的治疗主要还是基于症状学的描述，故在药
物的临床选用仍需要结合患者的症状特征，评估安全性及有
效性，制订相应的治疗方案，特别是心血管疾病共病精神心
理问题，掌握抗抑郁药物的具体特征及其对心血管的影响有
助于更好的临床选择，大胆合理地应用不同治疗手段，不断
地积累临床实践，有助于达到双心疾病治疗的良好结局，见
下表 7-1-1。

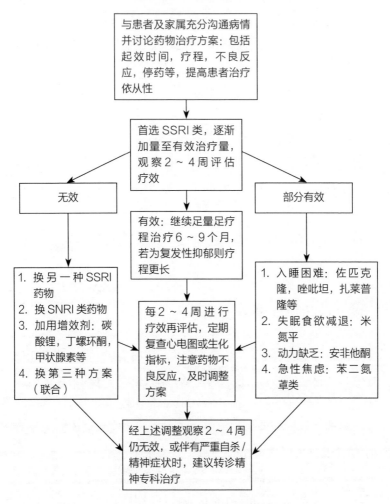

图 7-1-1　抗抑郁药优化方案

注：虽然部分文献不推荐 SSRI 类之间的互换，但若不能耐受一种 SSRI 却可耐受另一种 SSRI，也是临床可选的方案。推荐的疗效评估在治疗后 2~4 周，若 2~4 周仍未见改善时，应及时调整方案。多种药物联用时虽能增强疗效，但不良反应也随之增加，应密切关注。三环类和四环类抗抑郁药，因副作用多，药物相互作用复杂，目前已不是抗抑郁和抗焦虑的一线用药。该类药物有导致 Q-T 间期延长和恶性心律失常风险，不建议用于心血管疾病患者。

表 7-1-1 抗抑郁药的心血管影响及不良反应

药物	每日最低有效剂量/mg	主要不良反应	临床应用注意事项	对心率/血压的影响	Q-T间期延长	心律失常
西酞普兰	20	出汗，性障碍，胃肠道症状	避免低钾和低镁，注意检测Q-T间期	心率轻度增快/轻度的收缩压降低	剂量相关	可致尖端扭转型室性心动过速，主要见于过量服用时
氟西汀	20	半衰期长（2~3天），停药副作用小	高剂量治疗厌食和抗暴食，对精力和兴趣减退有效	心率轻度减慢/对血压影响极小	无	无
氟伏沙明	50	镇静，头晕，头痛，出汗，性功能障碍，胃肠道症状	对焦虑和精神病性抑郁有效，8~17岁的强迫症（OCD）有效	心率影响极小/收缩压稍降	无	无
帕罗西汀	20	戒断，静坐不能，胃肠道不适，头晕镇静，性功能障碍	对焦虑，惊恐，回闪行为，闪回现象，高唤醒状态有效	心率轻度减慢/血压影响极小	无	无
舍曲林	50	心血管安全性最高，胃肠道症状较多如腹痛、腹泻等	对精神病性抑郁和妄想性抑郁有效，6~12岁儿童起始用量为25mg	影响极小	无	无
艾司西酞普兰	10	出汗，性障碍，胃肠道症状	小剂量能改善抑郁与焦虑，不良反应少	心率轻度增快/轻度的收缩压降低	剂量相关	可致尖端扭转型室性心动过速，主要见于过量服用时

续表

药物	每日最低有效剂量/mg	主要不良反应	临床应用注意事项	对心率/血压的影响	Q-T间期延长	心律失常
艾拉法辛	75	血压增高，体重增加，胃肠道症状	对绝经期女性的潮热、多汗、失眠等有效	心率稍微增加/体位性血压升高，高剂量导致血压升高	过量时出现Q-T间期延长	在过量时罕见心律失常的报道
度洛西汀	50	胃肠道症状，肝功能损害	对糖尿病周围神经疼痛、纤维肌痛有明显疗效	心率轻度加快/高血压时慎用（重要影响）	个别报道	个别报道有毒性
米氮平	30	食欲增加，体重增加	可减少夜间觉醒，延长总睡眠时间	影响极小	无	无
曲唑酮	150	嗜睡，头昏	镇静作用明显，但患者会出现直立性低血压，老年人慎用	心率常见减慢，可出现增快/可导致严重直立性低血压	可延长Q-T间期	有几例报道Q-T间期延长和心律不齐
安非他酮	150	心率增快	对动力缺乏、快感缺少、精力体力下降等有效，可用于戒烟	心率轻度增快/血压轻度升高，罕见直立性低血压	Q-T间期缩短，过量服用可能Q-T间期延长	没有影响，过量服用时罕见报道
阿戈美拉汀	25	头痛，恶心，乏力	焦虑伴失眠患者可选择，推荐睡前1小时服用	无报道	单例Q-T间期延长	无报道
氟哌噻吨美利曲辛	10.5	失眠，便秘	用药前和过程中监测肝功能，有基础肝脏疾病时慎用	影响极小	剂量相关	有影响

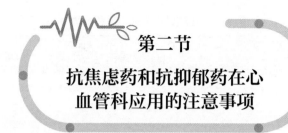

第二节

抗焦虑药和抗抑郁药在心血管科应用的注意事项

　　心血管疾病患者因为本身疾病的原因，需要服用多种药物。如果此时加用抗焦虑药和抗抑郁药，由于抗焦虑药和抗抑郁药的心血管副作用以及多种药物之间的相互作用，有必要对患者进行密切观察。本节将对抗焦虑药和抗抑郁药，特别是新型抗焦虑药和抗抑郁药在心血管疾病患者中应用的特点和注意事项进行阐述。

抗焦虑药和抗抑郁药的心脏相关副作用

　　抗焦虑药和抗抑郁药的心脏和与心脏相关的副作用的总结，如表 7-2-1 所示。有趣的是，某些副作用，如抗血小板活性和对血脂参数的正面影响可能对某些心血管疾病有益。

表 7-2-1　抗焦虑药和抗抑郁药的心脏和心脏相关副作用

药物种类	直立性低血压	高血压	心动过速	心动过缓或传导阻滞	Q-T间期延长	抗血小板活性	体重增加	对血脂参数的影响
TCAs	++++[a]	0	+++	+/0	++	0	++++	负面影响
SSRI	+	+	+	+/0	++[b]	+[c]	++[d]	无影响
SNRI	+/+++[e]	+/++++[f]	++	0	+/0[b]	+[g]	+/0[h]	负面影响
安非他酮	+	++	++++	0	0	0	0[i]	正面影响
米氮平	+	+	0	0	+	0	++++	负面影响
曲唑酮	+++	+	+	+	+	0	++[j]	无影响
MAO	++++	+++[k]	0	+	0	0	++++	无影响

注：TCAs，三环类抗抑郁药；SSRI， 5-羟色胺选择性重摄取抑制剂；SNRI，5-羟色胺和去甲肾上腺素再摄取抑制剂；MAO，单胺氧化酶。++++，高（发生率>10%）；+++，中（发生率6%~10%）；++，低（发生率2%~5%）；+，极低（发生率≤1%）；0，无。a，去甲替林较少发生直立性低血压；b，药物特异性和剂量依赖性；c，帕罗西汀、舍曲林、艾司西酞普兰和氟西汀对血小板活性影响最大；d，帕罗西汀和西酞普兰最有可能增加体重；e，8%服用地文拉法辛的老年患者出现直立性低血压；f，药物特异性和剂量依赖性，发生率随剂量增加而增加；g，度洛西汀可能对血小板活性的影响最大；h，文拉法辛可致体重减轻；i，安非他酮可致体重减轻；j，曲唑酮也有致体重减轻的报道；k，食用含酪胺食物时发生率增高。

抗焦虑药和抗抑郁药与心血管疾病常用药物的相互作用

近年来，第一代抗抑郁药，包括单胺氧化酶（monoamine oxidase，MAO）和三环类抗抑郁药（TCAs），已经逐渐被第二代抗抑郁药取代。所有第二代抗抑郁药要通过肝脏细胞色素P450同工酶（cytochrome P450 proleins，CYP）进行氧化代谢，因此，任何抑制或诱导CYP的药物与抗抑郁药合用，都可能会产生药物相互作用。表7-2-2总结了第二代抗抑郁药对CYP的抑制作用。

表 7-2-2　第二代抗抑郁药对细胞色素 P450 同工酶的抑制作用

药物种类	1A2	2D6	2C9/10	2C19	3A3/4
西酞普兰	—	中效	—	—	—
艾司西酞普兰	—	中效	—	—	—
氟西汀	—	强效	强效	中效	弱效
氟伏沙明	强效	—	强效	强效	中效
帕罗西汀	—	强效	—	—	—
舍曲林	—	弱效	—	—	—
安非他酮	—	中效	—	—	—
度洛西汀	—	中效	—	—	—
米氮平	—	—	—	—	—
文拉法辛	—	弱效	—	—	—
地文拉法辛	—	—	—	—	—

❶ **他汀类药物**　他汀类药物与各种新型抗抑郁药的药代动力学研究显示，西酞普兰、艾司西酞普兰、米氮平、瑞波西汀和文拉法辛对 CYP 的抑制作用较弱，在体内不易发生药物相互作用。而萘法唑酮、氟西汀、帕罗西汀和氟伏沙明显著影响 CYP 活性，可能使他汀类药物的血浆水平升高。普伐他汀、匹伐他汀和瑞舒伐他汀不易被 CYP 抑制，它们与抗抑郁药合用相对比较安全。

❷ **β 受体阻滞剂**　β 受体阻滞剂，包括美托洛尔、普萘洛尔和卡维地洛是 CYP2D6 的底物，在很大程度上依赖 CYP2D6 进行代谢清除。抗抑郁药如果是 CYP2D6 的强效抑制剂，二者合用时，可能导致 β 受体阻滞剂累积和不良心血管后果，如心动过缓、低血压、晕厥和跌倒。氟西汀、帕罗西汀、度洛西汀或安非他酮是 CYP2D6 的中等或强效抑制剂，与 β 受体阻滞剂合用风险较大，两者合用时应避免使用大剂量；而舍曲林、文拉法辛、地文拉法辛和米氮平是 CYP2D6 弱抑制剂或

不抑制 CYP2D6，与 β 受体阻滞剂合用相对较安全。

③ 华法林 氟西汀和氟伏沙明是 CYP2C9 的强效抑制剂，它们与华法林联合使用时会增加出血风险。米氮平的出血风险低于 SSRI，可能是接受华法林治疗的患者中 SSRI 的更安全替代品。

④ 钙通道阻滞药 氟西汀与钙通道阻滞药维拉帕米和硝苯地平联合使用后水肿、恶心和潮红的发生率较高，可能是氟西汀抑制 CYP3A4 所致。

⑤ 氯吡格雷 氯吡格雷与 CYP2C19 抑制剂联合使用会降低其抗血小板作用，因此氯吡格雷不应与氟西汀或氟伏沙明联用。

🌿 抗焦虑抑郁药在心血管疾病患者中使用的安全性

① 高血压 高血压患者应避免使用 MAO，因为 MAO 容易导致血压明显升高和出现高血压危象。TCAs 和 SNRI 在焦虑症患者中使用更容易引发高血压，而在重度抑郁症患者中不明显。SNRI 的升血压作用呈药物特异性和剂量依赖性，每日 200 毫克以上剂量的文拉法辛引发高血压的风险很大，而度洛西汀和地文拉法辛引起高血压的风险明显低于文拉法辛。SSRI 引起高血压的风险仅为 1%～2%，在高血压患者中使用比较安全。安非他酮治疗重度抑郁症时可能引起高血压，应在用药期间严密监测血压。高血压未控制或使用可乐定降压的患者应避免使用米氮平。

② 冠心病 由于其致心律失常作用，TCAs 应避免用于冠心病患者，特别是在急性精神错乱状态（acute confusional state，ACS）早期阶段。大多数研究显示 SSRI 在冠心病患者中使用是安全的，其中舍曲林和西酞普兰是 2008 年 AHA 推荐的冠心病患者一线抗抑郁药。鉴于西酞普兰有引起 Q-T 间期延长和体重增加的风险，更推荐舍曲林用于冠心病患者。同时，由于 SSRI 能够降低血小板活性和降低胃液酸度，可能会使一些患者面临出血风险，尤其是胃肠道出血，例如有出血史或接受抗血小板或抗凝治疗的患者，对这些患者可以考虑减少 SSRI 剂量、添加质子泵抑制剂或将治疗改为米氮平或安非他酮等出血风险很小的药物。

安非他酮是经历 SSRI 诱导的性功能障碍或试图戒烟的患者的一种替代选择，但如果高血压或心绞痛症状未得到控制，应谨慎使用。超重和肥胖的冠心病患者应避免使用米氮平和帕罗西汀。由于氟伏沙明抑制 CYP2C19 后可降低氯吡格雷的抗血小板疗效，使用氯吡格雷的冠心病患者应避免使用氟伏沙明。

❸ **心力衰竭**　抑郁症是心衰患者预后不良的独立危险因子，但对于如何管理心衰合并抑郁的患者仍缺乏共识。目前关于抗抑郁药（包括 SSRI 和非 SSRI）在心衰患者中的临床研究，各有正性、负性和中性结果，没有一致结论。SSRI 在心衰患者群体中的使用具有相对积极的数据，应被视为治疗抑郁症的一线药物，而 TCAs 出现了显著的耐受性问题，一般应避免。无论使用何种抗抑郁药，适当的计量滴定和随访对于实现药物的益处至关重要。

❹ **心律失常**

（1）室性心律失常：对于室性心律失常高风险的患者，如患有先天性长 QT 综合征的患者，应避免使用 TCAs、大多数 SSRI、文拉法辛、米氮平和曲唑酮。然而，对于室性心律失常中等风险的患者，包括老年人、女性及患缺血性心脏病、服用可致 Q-T 间期延长药物和电解质异常的患者，仍然可以考虑 SSRI，但应谨慎处理。对 QT 延长影响最小的 SSRI 可能是帕罗西汀，而西酞普兰和艾司西酞普兰对 QT 影响相对较大。有室性心律失常风险的患者在选择抗抑郁药时，可考虑使用安非他酮或度洛西汀。

（2）心脏传导阻滞：患有心脏传导阻滞或有心脏传导阻滞风险的患者应避免 TCAs。SSRI 很少引起心动过缓，但对于高危患者应进行仔细监测。

（3）心房颤动：心房颤动患者经常需要服用华法林或新型口服抗凝血药，有潜在的出血风险，在使用 5- 羟色胺转运体高亲和力的抗抑郁药（如帕罗西汀、氯丙咪嗪、氟西汀和舍曲林）时，由于这些药物会使血小板活性下降，导致心房颤动患者的出血风险增加。在药物相互作用方面，最有可能与华法林相互作用的抗抑郁药包括氟西汀和氟伏沙明，需要这些药物的患者应更频繁地监测其国际标准化比值（INR），并应接受有关出血症状和体征的教育。

总之，对潜在心血管疾病患者进行抗焦虑药和抗抑郁药治疗之前，需要考虑药物对心血管疾病的潜在不良反应、药物相互作用以及抗抑郁药对心血管疾病的影响，进行风险效益评估后选择适合患者病情的最佳药物。

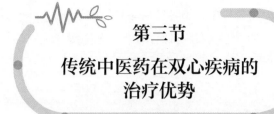

第三节
传统中医药在双心疾病的
治疗优势

中医药对双心疾病的认识具有整体观念的特点，其提出的形神一体观理论与双心医学倡导的心脏心理全面康复理念相契合，且中医具有悠久的历史，蕴含着丰富的哲学思想，对双心疾病的认识和治疗有着独特优势，对其病机特点和识别上凸显了中医特色，在治疗上可以通过中医药、针灸、中医传统保健运动疗法及中医情志疗法等方面发挥作用。

中医对双心疾病的认识

❶ **形神一体观的双心医学思想**　在中医学中，血脉之心和神明之心密切相关，在对双心疾病的治疗上强调心身同治，在治疗过程既要充分考虑心理因素以治神，又要顾及生理、社会因素以治身。三国时代名医华佗在《青囊秘录》中提出"上医者先医其心，而后医其身，其次医其病。"至今仍旧是中医治心为上的重要依据。传统中医理论认为"治病必须治人，治人必须治思想"的观点，正是对治心为上思想的践行。

❷ **高屋建瓴的心主神明观**　中医虽无双心医学概念，但早在《黄帝内经》中就有"心者，君主之官，神明出焉""心

者，五脏六腑之大主也，精神之所舍也"的阐述，此中均蕴含心藏神之意，而神在人体生命活动中具有主宰或统领的作用。心为神之所处，故心神具有调控各脏腑功能及精神活动等主宰一切人体生理活动的功能。这种高屋建瓴的观点极大地提升了中医理论在双心疾病治疗中的地位。

❸ **别具特点的情志学说**　在中医学中，情志是怒、喜、思、悲、恐等五志和七情的统称，指人类的情感过程，而七情多数以病因形式出现。五志分别对应于肝、心、脾、肺、肾五脏，并与之生理功能密切相关，影响脏腑气机。《灵枢·口问》中记载："故悲哀忧愁则心动，心动则五脏六腑皆摇"，金代名医张子和曾经提出"五志所发，皆从心造"，说明情志变化也是以心神为主导。如《灵枢·本神》提出"愁忧恐惧则伤心"；清代医家沈金鳌在《杂病源流犀烛·心病源流》一书中提到，"七情之由作心痛，七情失调可致气血耗逆，心脉失畅"。当反复不良的精神刺激或剧烈精神创伤，超过个体的耐受能力，则首伤心神，最终波及其他脏器。

❧ 中医治疗双心疾病的优势

❶ **中医药**　中医提出"因病致郁，因郁致病"的理论在现代双心疾病的诊治中被赋予新的内涵，中医根据双心疾病的病机特点，结合辨证论治，既注重有形之心即心脏本身的治疗，又能根据脏腑之间关系从其他脏器进行治疗，双心疾病患者可以借助中医的优势，配合中医药汤剂或者中成药来进行调理。双心疾病总的病机是本虚标实，本虚多为心气虚、心血虚、心阳虚、心阴虚由此导致心脉失养，标实多为寒凝气滞，

痰阻血瘀导致的心脉不畅、心神被扰，从而出现胸闷、胸痛、心悸、失眠、心烦、周身不适等抑郁和焦虑的临床表现。中医提倡心肝同治、心脾同治、心肾同治，多从疏肝解郁、清肝泻火、活血化瘀、健脾化痰、补心安神、补益肝肾、益气养阴、滋阴温阳等方面进行辨证治疗，常用方剂有柴胡疏肝散、丹栀逍遥散、血府逐瘀汤、六君子汤、天王补心丹、滋水清肝饮、生脉散、二仙汤等。

❷ **针灸疗法**　广义的针灸疗法实际上是经络疗法，包括针灸、砭石、艾灸、推拿、刮痧、火罐、手法等。在《灵枢》中记载："用针之要，无忘其神""凡刺之法，必先本于神"。说明针刺治疗以神为本。针灸的治疗过程本身就是一种心身调节过程，可以将治神的理论贯穿于针灸治疗的整个过程中；且它的临床独特的医患关系模式更有利于心身调节，其安全性也更能迎合心身疾病患者的心理需求。

❸ **中医保健运动疗法**　能顺应四时阴阳消长变化，追求形神合一，有助于调身、调心、调息，而并非单独肢体运动，而是以意识为主导，导引、吐纳与肢体运动相配合。日常生活中可以通过静坐、健身气功、太极拳、五禽戏、八段锦、站桩等传统保健运动疗法。除此，也可以选择经络、穴位拍打操，比如"拍膻中、拍胆经（小鸟飞）、拍百会、甩手功"等上肢运动保健操，尤其对于下肢活动受限的老年人群，手动也是运动。《易经》中提到"动则生阳"，特别强调适当运动有益心理健康。

总之，中医药有助于更好地把握双心疾病的病因病机，抓住疾病的本质，达到治病求本、标本兼治，能提高治疗双心疾病的临床水平，改善双心疾病患者的症状和生活质量。

第八章

应激与心血管健康

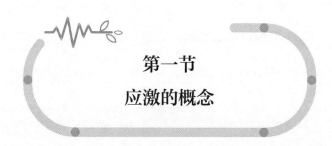

第一节
应激的概念

应激（stress）的概念最早由 Hans Selye 于 1936 年提出的，后经多位学者逐步发展而陆续阐明。现代理论认为，应激是指在各种内外环境因素刺激作用下机体发生的非特异性全身反应，伴有躯体功能以及心理活动改变的一种身心紧张状态。应激可以由不同的生理及心理因素引起，只要是存在潜在威胁的应激源都可以引起应激。应激包含着 3 种含义：一指那些使人感到紧张的事情或环境刺激，从这个意义上理解，应激对人是外部的；二指一种主观反应，是紧张或唤醒的一种内部心理状态，是人体内部出现的解释性的、情感性的、防御性的应对过程；三指人体对需要或伤害侵入的一种生理反应，这些生理反应可能支持行为和心理上的应对努力，也能引发消极状态，包括心力衰竭、疾病和死亡。

应激的发生主要包括了 3 方面的内容：①应激源；②中间因素；③生理-心理反应。这里所说的应激源是指引起应激的来源，就是应激反应过程的诱发原因。日常生活中的大大小小所经历的事件都有可能成为应激源。它们可能来自生物方面，如病毒；物理方面，如噪声；心理方面，如情感剥夺；社会文化方面，如贫穷等。应激源有如下几种分类。

按应激源性质分类

1 生理性应激源 指生理性的刺激物，包括所有的物理、化学的刺激，通过刺激人的躯体而产生的相应的心理反应和应激状态；物理刺激，如电、机械、温度、声波、光等；化学刺激，如酸、碱、药物等。

2 文化性应激源 指从熟悉的生活方式、语言文化、风俗习惯等环境到陌生环境时面临的各种冲突和挑战。

3 社会性应激源 指各种自然灾害和社会动荡。

按生活事件的现象学主要分类

1 工作应激 也叫职业应激，产生于人与职业之间的相互作用，能改变人正常的心理或生理功能。如变换工作、工作责任相对增大、工作时间不规律、倒班、上班距离过远。研究表明，这些因素是工作人员日常生活中最主要的应激来源。工作应激是人与工作不相适。

2 环境应激 当个体把环境刺激看成是紧张因素时便产生环境应激，如热和冷、嗅觉刺激、意外事故等。

按事件对个体的影响分类

1 正性生活事件（positive events） 对个体的身心健康带来积极效应或作用的事件。

❷ **负性生活事件**（negative events，…………认为对自己产生消极作用的不愉快事件。

无论外界刺激性质如何，机体的反应是非特异性的，这种反应称为全身适应综合征。应激反应分为 3 个阶段：第一阶段是警觉期（alarm stage），为机体动员阶段，机体面对有害刺激，唤起体内整个防御能力，出现应付活动或逃离活动的生理心理反应，表现为愤怒、恐惧、焦虑等情绪，称为或战或逃反应（fight or flight response）。此阶段机体开始有了适应的反应，但尚未达到适应期；第二阶段是阻抗期或抵抗期（resistance stage），在此阶段持续暴露在有害刺激中，机体动员了全身的防御机制，阻抗能力高于正常水平，是适应的最佳时期；第三阶段是耗竭期（exhaustion stage），有害刺激过于严重，机体将会丧失所获得的抵抗能力而转入衰竭阶段，此期表明获得的适应手段已渐衰竭，产生应激性疾病或严重的功能障碍。若进而发展，这些情况不可逆转，将最终造成死亡。应激反应不一定是 3 个阶段都依次出现，只有极严重的应激才会导致衰竭和死亡。大量的物质与精神的应激源，多数只引起第一阶段和第二阶段的反应，以满足变化的日常生活对个体提出的各种要求。第三阶段反应若只对身体造成局部的影响，或衰竭程度未达到极严重时，这种衰竭是可逆的、可恢复的。因某种应激反应而出现耗竭后，如得到适当的调节、补偿或休息，则躯体和心理方面又可恢复正常。

能够引起应激反应的应激源多种多样，但是应激反应的程度不尽相同，其中大部分是由于不同个体对于应激源的认知评价有所不同。认知评价的发生很多时候取决于个体的经验知识。例如，面对相同的手术，对有过手术经历的人来说，可能

......而对于第一次接受手术的患者来说，则很有可能......生一定程度的应激反应，如出现紧张、焦虑、恐慌的情绪，体验到强烈的心理应激。应激反应带来不同的情绪障碍和身体症状的真正原因是对这些事件的态度和认识，由此可见认知评价的重要性。

第二节
应激的心血管系统反应

应激因素对心血管系统的影响机制有以下几方面。

🍃 自主神经系统功能的变化

应激发生时，交感神经的活动加强，副交感神经的活动下降。交感神经兴奋引起肾上腺髓质分泌肾上腺素和去甲肾上腺素增多，可引起许多反应：心率加快、血压升高、心脏收缩加强、心排血量增加、肾素血管紧张素系统活性增强，引起高血压和心动过速等表现。与此同时，皮肤和内脏的血管收缩，导致皮肤和内脏（如胃、肠、脾）的血流减少。儿茶酚胺水平增高可使冠状动脉内皮损伤及损伤后丧失保护作用，加速动脉粥样硬化的发生发展，同时内皮松弛物质减少，不足以对抗血小板活性增加释放的物质，引起冠状动脉收缩，促使粥样硬化斑块破裂，甚至阻塞冠状动脉导致急性冠脉综合征。另外，过量分泌的儿茶酚胺可导致血小板反应被激活，释放多种促凝物质，如血小板 4 因子（PF4）和 β-血栓球蛋白（β-TG）等，还可释放有强烈血管收缩作用的血栓素 A2（TXA2），引起血小板聚集性增加，促发冠状动脉痉挛，易于形成血栓，导致患者发生心绞痛、急性心肌梗死、恶性心律失常甚至猝死等。

❧ 神经内分泌变化

神经内分泌系统主要功能是在神经支配和物质代谢反馈调节下释放激素，从而调节体内代谢过程，维持人体内环境的相对稳定状态。在应激状态下，机体可通过下丘脑–垂体–靶腺轴调节激素的分泌。该调节系统包括下丘脑–垂体–肾上腺轴、下丘脑–垂体–甲状腺轴及下丘脑–垂体–性腺轴的兴奋或抑制，破坏内环境的平衡。当应激状态时，下丘脑–垂体的功能兴奋性增高，靶腺功能亢进，分泌激素增多。此时又受到自身反馈机制的调节，抑制性反馈机制使相应的促激素分泌减少，使内分泌活动达到平衡状态。这些激素包括肾上腺皮质醇、肾上腺素、去甲肾上腺素、甲状腺素、生长激素、胰岛素、催乳素、睾酮等，影响包括心血管系统在内的内脏器官功能活动。

❧ 神经生化影响

人类的应激行为与某些中枢神经递质的功能有关。这些中枢神经递质主要包括：①单胺类神经递质，包括儿茶酚胺及5-羟色胺，前者在中枢主要为去甲肾上腺素及多巴胺；②胆碱类递质如乙酰胆碱等；③某些氨基酸，如谷氨酸；④其他，如脑啡肽等。在这些中枢神经递质中，去甲肾上腺素能神经元与多巴胺能神经元和交感神经样反应有关，5-羟色胺能神经元在功能上，与乙酰胆碱能神经元和副交感神经样反应有关，与去甲肾上腺素能神经元相拮抗。在应激状态下，中枢神经递质发生变化出现不平衡，进而影响心血管等器官的活动。紧张的情绪可导致神经功能失调，出现交感神经系统功能亢进，不仅会导致心率加快血压增高，还会出现其他表现如肝糖原转换为葡萄糖使血糖增高，血糖供应由皮肤、内脏转移到大脑和肌肉，凝血机制增加，支气管扩张等，最终可引起心血管系统的变化。总之，应激反应是很复杂的，可能是各种神经递质抑制和兴奋作用的多种相互作用的结果。

应激的心血管反应不但包括面对应激时的心血管反应性，还包含应激刺激解除后的心血管反应恢复性的生理应对过程。心血管反应恢复性是指在一段时间的应激反应诱发后，血压和心率等反应恢复到应激刺激呈现之前基线水平的程度。恢复性的延迟会增加心血管负担，应激后心血管变量持续处于高水平状态，与高血压及动脉粥样硬化相关，是冠心病的危险因素。应激心血管反应恢复性也许更能预测心血管疾病的发展进程。

实际上，以上几方面的机制不是各自孤立活动的，也非单向活动，而是应激因素作用于机体后，其反应受到个体的遗传素质、以往生活环境，所获得的知识、能力、经验等综合作用影响，出现多种多样应激反应。通过上述的各种可能机制出现疾病前驱征兆，继续发展则可形成疾病，若不继续发展，躯体的功能可恢复正常。在这一系列过程中，还受到主观与客观环境的调节，形成一个连续的、多种因素相互作用的反馈网络。

第三节
应激和心血管事件的联系

应激在心血管疾病的发生中起着重要作用，这可能与交感神经系统过度激活有关，并且是心血管发病和死亡的重要危险因素。一方面，应激可导致失代偿心力衰竭、心源性休克和恶性室性心律失常等严重心血管事件；另一方面，这些严重的心血管事件会导致创伤后应激障碍，给患者带来严重的精神障碍。本节主要从应激与心血管事件、急性心血管事件后的应激反应及相关机制讲述应激和心血管事件之间的联系。

应激与心血管事件

① **创伤后应激障碍** 创伤后应激障碍（post traumatic stress disorder，PTSD）是一种可造成患者失能的精神障碍，表现为对创伤事件持续、非适应性的反应，其不良健康结果可能远超出神经精神疾病。近期有越来越多的证据提示 PTSD 与心血管疾病发作风险升高相关联，对于可造成生命危险的急性心血管事件，PTSD 既是诱因，也是结果。PTSD 患者更可能有多种不良生活行为，如吸烟、酗酒、暴饮暴食、静态生活方式，使其心血管疾病危险因素增加，如肥胖、高脂血症、糖尿

病、高血压等；PTSD 也常合并其他精神疾病，如抑郁状态增加了心血管疾病风险。PTSD 患者的心血管风险模型提示，神经生物学机制占一席之地，伴随创伤后记忆的反复和持续增强的生理激活，可能对心血管系统造成慢性、累积性损害。

研究表明，急性心理应激和精神压力，可使机体产生大幅度血流动力学变化，导致血压异常升高、动脉粥样硬化、左室重构、心肌肥大等风险，从而引起急性心肌缺血，触发心绞痛发作甚至心源性猝死，危及生命。也有研究表明急性心理应激会引起血细胞比容升高、血液黏度升高和血浆体积减小的促血栓形成状态，这种血流动力学改变会增加动脉粥样硬化块的剪切力而导致斑块破裂，诱发急性心肌梗死等事件，并导致心血管事件易患人群发生血栓的风险增加。

❷ **应激性心肌病**　强大的情绪波动、精神压力的应激状态会引发心脏生理功能变化，导致心血管疾病，应激性心肌病就是典型的例子。

应激性心肌病（stress cardiomyopathy，SCM）是在严重的精神应激下心脏发生结构和功能改变，进而出现一系列的应激相关神经源性心肌综合征，又称为心碎综合征。SCM 是一种特殊的应激诱导性的获得性心肌病，心脏发生顶部收缩、底部膨胀的变化，像一个捕捉章鱼的陷阱（日语 takotsubo）而得名，因此应激性心肌病也叫 Takotsubo 综合征、心碎综合征和心尖球囊样综合征。应激性心肌病发病前患者常伴有剧烈的情绪爆发，如遭遇离婚、亲人离世、与人发生争吵、感到恐惧，或身体发生意外（如创伤、事故、手术等）。其病理生理机制尚不完全明确，但大量证据显示，交感神经激活是发病的核心机制。机体分泌释放大量儿茶酚胺和神经肽类，可出现心肌的急性损伤，可表现为血清心肌酶或肌钙蛋白升高，心电图上可表现出一过性的 ST-T 改变，心脏彩色多普勒超声检查可发现一过性的心尖区收缩功能异常；行冠状动脉造影检查时，如冠状动脉未见明显的狭窄，具有应激性心肌病的可能性。

目前 SCM 的病理生理学机制尚不明确，过强的交感神经刺激诱发左心室功能障碍是被广泛认可的发病机制。多数研究发现 SCM 患者心脏改变与交感神经刺激增强、血浆儿茶酚胺水平升高有关。绝经期雌激素下降可导致心肌细胞和血管内皮对交感神经的易感性增强，所以绝经后女性发病率较高。有慢性压力、情绪障碍的患者心脏交感神经敏感性较高，在急性应激下，交感神经反应性增加显著，发生 SCM 的风险可能更高。

SCM 患者最常见的临床表现是胸闷、胸痛，其他临床表现包括乏力、出汗、恶心等，甚至出现晕厥。大多数患者在发病时血流动力学尚稳定，心电图可能正常，也可能出现特异性 ST 段和 T 波异常，甚至出现明显的 ST 段抬高，与急性冠脉综合征类似。冠状动脉造影提示未见急性斑块破裂或冠状动脉血栓，但常有非阻塞性冠状动脉粥样硬化、急性微循环损伤。SCM 患者心室的尖端和中段有运动障碍或严重运动功能减退，导致左心室心尖球形变化。SCM 的重要特点是大多数患者可在首次出现症状后 1 周内出现心功能好转，能够完全且快速恢复心室收缩功能，3 周内几乎完全恢复。大多数文献表明，SCM 预后良好，复发风险相对较低。

急性心血管事件后的应激反应

急性心血管事件，如急性心肌梗死（acute myocardial

infarction，AMI）、心搏骤停之后，应激性精神障碍发生率较高，尤其见于女性和既往精神病史的人群。急性心血管事件中，强烈的恐惧、失控、无助感及对危险的觉察等体验为患者留下应激性精神障碍隐患。AMI 发生时，坏死组织会释放出大量的 5- 羟色胺、前列腺素等物质激活痛觉受体，机体出现强烈的疼痛应激反应，机体在应激环境下易出现中枢神经系统和自主神经功能紊乱的应激行为。AMI 患者出现胸痛、烦躁不安、呼吸困难、濒死感等临床症状时，可使患者出现焦躁、惊恐等高警觉应激反应。经历了心搏骤停及心肺复苏的患者能反复记忆起发病和抢救经过，濒死感、死亡体验、电除颤时的电击感等应激性精神障碍可以持续存在，并反复出现惊恐发作，甚至诱发急性心血管事件，给患者身心带来长期影响。应激与心血管事件之间存在互为因果、恶性循环的联系，有研究发现，继发于急性冠脉综合征的创伤后应激障碍可使心血管事件复发与死亡率提升 2 倍。

随着医学发展，今后将进一步发现应激与心血管事件之间的联系及重要机制，未来需要更广泛、更大样本的研究，探究应激与心血管事件的易患因素和共同危险因子，寻找有效减低应激人群发生心血管事件的靶点，研发新药与行为学治疗方法，以帮助减少心血管风险、改善预后。

第四节
应激的非药物和药物治疗

应激事件后，患者常有心动过速、出汗、面赤等自主神经症状，会出现恐惧、焦虑、抑郁、疼痛过敏、回避、否认、木僵、认知障碍等精神心理反应。虽然患者所经历的应激事件严重程度不同，伴随的躯体症状和心理反应轻重有别，但都将给患者带来严重的创伤和困扰，急性应激反应可诱发心肌梗死、心源性猝死等急性心血管事件，慢性应激反应则可导致心血管疾病和严重的精神心理障碍，所以应激的个体化治疗尤为重要。应激的非药物治疗包括心理治疗、生物反馈治疗等等，药物治疗包括对症、支持治疗，镇定及抗精神病类药物治疗等，本节将详细介绍。

应激的非药物治疗

应激的非药物治疗包括心理治疗、环境调整及生活指导、生物反馈治疗、电休克治疗等。

❶ **心理治疗**　是应激治疗的一线治疗方案，包括一般心理治疗、认知行为疗法等。

（1）一般心理治疗：通过在患者可接触的情况下，建立良好的医患关系，相互信赖使之产生共鸣，与患者耐心交谈。治疗内容包括同患者分析发病的经过，对症状表现进行解释，帮助患者如何应对心理应激、如何自身缓冲而避免更大的创伤，纠正患者的不正确的看法，消除其疑虑；调动患者的主观能动性，树立摆脱困境、战胜疾病的信念，促进康复，同时帮患者获取社会支持，重新恢复正常社会生活。

（2）认知行为疗法（cognitive behavioral therapy，CBT）：CBT 是包括认知技术和行为技术的一类心理治疗方法的总称，强调认知、行为、情绪和生理之间的相互影响，通过认知疗法和行为疗法等技术改变个体非适应性的思维和行为模式，减少情绪与行为失调，达到精神症状与非适应的认知和行为模式的改善，是一种结构化、短程、易操作的心理治疗方法。认知行为疗法主要包括：正念认知疗法、暴露治疗、情绪加工理论、认知加工治疗等。正念认知疗法目前被广泛应用于治疗和缓解焦虑、抑郁、强迫、冲动等情绪心理问题，在人格障碍、成瘾、饮食障碍、人际沟通、冲动控制等方面也有应用。

❷ **环境调整及生活指导** 一方面，应使患者尽可能脱离或调整诱发应激反应的环境，以消除创伤性体验、加快症状缓解；另一方面，应对患者康复后生活和工作方面给予帮助和指导，以重新调整好生活状态，改善人际关系，重视社会及家庭支持系统。另外，应激障碍患者在饮食上应注意清淡，多食新鲜的水果和蔬菜，保证维生素的摄入量。

❸ **其他非药物治疗** 在临床中，应激的非药物治疗还包括生物反馈治疗、电针百会＋印堂（电百印）治疗、眼动脱敏和再加工疗法、冥想放松疗法、艺术疗法、内观疗法、应激免疫训练、太极和瑜伽疗法等。对于合并重度抑郁症的患者，

也可以采用重复经颅磁刺激治疗，伴有严重消极自杀观念或行为者，推荐使用无抽搐电痉挛治疗。

🌱 应激的药物治疗

目前，应激障碍的药物治疗主要针对症状本身，包括抗抑郁药、苯二氮䓬类抗焦虑药、第 2 代抗精神病药等。

① 抗抑郁药

（1）5-羟色胺选择性重摄取抑制剂（SSRI）：SSRI 是治疗创伤后应激障碍最常用的药物。目前上市的 SSRI 包括舍曲林、帕罗西汀、氟西汀、氟伏沙明、西酞普兰和艾司西酞普兰，以舍曲林、帕罗西汀、氟西汀应用较多。

（2）选择性 5-羟色胺及去甲肾上腺素再摄取抑制剂（SNRI）：去甲肾上腺素（NE）具有调控激惹性和自主应激反应以及促进情感记忆的编码等作用，被认为在应激障碍发病中具有重要作用；SNRI 可同时抑制 5-HT 和 NE 突触前再摄取，临床上，文拉法辛、度洛西汀较为常用。

（3）三环类抗抑郁药和单胺氧化酶（MAO）：三环类抗抑郁药主要抑制 5-HT 和 NE 的再摄取，MAO 则通过抑制单胺氧化酶的活性发挥作用，影响 5-HT 和 NE 的代谢。由于这类药物的副反应较多，临床上不推荐首选，一般将其作为治疗抑郁和焦虑障碍的二线用药，仅在其他药物治疗效果欠佳时使用。

（4）其他抗抑郁药：安非他酮是一种新型抗抑郁药，主要通过选择性抑制 NE 和多巴胺再摄取发挥作用。

② 苯二氮䓬类抗焦虑药 苯二氮䓬类药主要作用于 γ-氨

基丁酸（GABA）受体，通过 GABA 受体上特异的苯二氮䓬结合位点增强抑制性神经递质 GABA 的作用，从而发挥抗焦虑、镇静、肌松和抗惊厥作用。这类药物常用于 PTSD 辅助治疗，主要针对患者的睡眠障碍、易激惹和其他的警觉性增高症状。

❸ **新型结构抗精神病药** 这类药物主要作用于多巴胺 D2 受体，对 5-HT 和 α_1 受体也有一定亲和力，是目前最常用的抗精神病药。有研究显示，多巴胺系统功能失调在 PTSD 患者中除了与伴随的精神病性症状有关外，与易激惹、过度惊跳反应等警觉性增高症状也有关。该类药物包括奥氮平、利培酮、喹硫平、齐拉西酮和阿立哌唑等，是治疗 PTSD 的候选药物。

❹ **抗肾上腺素药** 可乐定是一种 α_2 受体激动剂，被认为可能有助于改善应激的警觉性升高症状。选择性 α_1 受体拮抗剂哌唑嗪可有效改善应激的睡眠相关症状，睡眠总时间显著增加。虽然相关研究较少，β 受体阻滞剂也被认为在应激障碍预防和治疗中有一定作用。

总体而言，应激的药物治疗原则包括：①对症治疗，在应激急性期是必须采用的措施之一，应用适当的精神药物，使症状较快的缓解，可以改善接触，便于进行心理治疗；同时帮助患者改善睡眠，减轻焦虑、烦躁不安；严重抑郁的患者可酌情选用抗精神病药或 SSRI 等抗抑郁药。选用何种药物依据病情而定，病情恢复后不宜长期维持治疗；②支持性治疗，对处于精神运动性抑制状态患者，若不能主动进食，要给予输液、补充营养、维持水电解质平衡等治疗，须保证每日的热量。

第九章

失眠与心血管健康

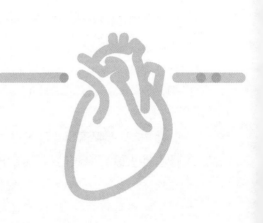

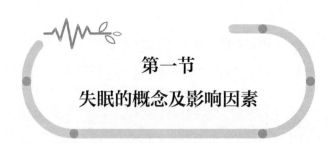

第一节
失眠的概念及影响因素

　　失眠是指尽管有适当的睡眠机会和睡眠环境，却依然对睡眠时间和睡眠质量感到不足，并且影响到日间的社会功能的一种主观体现。主要表现为睡眠时间、深度的不足以及不能通过睡眠消除疲劳、恢复体力和精力，轻者入睡困难、时梦时醒或醒后不能再寐，重者甚至彻夜不寐。

🌱 失眠的原因

　　❶ **躯体原因**　各种身体的新陈代谢以及疼痛性疾病，比如咳嗽、头痛，高血压、高血糖等导致改变睡眠质量不足。

　　❷ **生理原因**　年纪增长，熬夜时间长，工作不规律，导致的睡眠质量不足。

　　❸ **心理原因**　焦虑、抑郁、惊恐、过分担忧等心理状态，影响睡眠质量。

　　❹ **药物影响**　服用某些兴奋性药物，或喝含有咖啡因的饮料、浓茶等，影响睡眠质量。

　　❺ **环境因素**　强光、噪声，室内的温度、湿度，外界的声音等，影响睡眠质量。

第二节
失眠对心血管健康的影响

　　失眠会导致患心脏病的风险增加，同时也是心脏病的重要先兆症状之一。与未出现睡眠问题的参试者相比，几乎每天都睡不好觉的参试者患心脏病的风险增加 45%；入睡困难者患心脏病的风险增加 30%；睡醒后不解乏的人患心脏病的风险增加 27%。失眠会影响人体各系统的休整，甚至会直接影响血压及炎症情况。失眠会导致血压升高，炎症概率增加，更容易导致机体心血管系统受损，增加患心脏病及脑卒中的风险。

　　现代人因为学习工作任务繁重、睡前沉迷电子产品、心理压力大等原因，陷入了失眠怪圈：晚上睡不好、早晨起不来、白天直犯困。国外相关研究结果显示，30%~64% 的人存在睡眠障碍。我国睡眠障碍患者约占总人口的 38%，高于世界平均 27% 的水平。研究表明，失眠可增加心血管疾病的发生风险，并提高心血管疾病的死亡率，失眠后发生心血管疾病的风险会增加 1.5~3.9 倍，与吸烟、糖尿病和肥胖导致心血管疾病的风险相当。

睡眠差为什么让患者离心血管疾病更进一步

❶ **睡眠差与高血压的关系**　在过去的研究中发现，睡眠

差与高血压存在密切的联系。在睡眠时间上，研究认为短时的睡眠是高血压的危险因素，如果每天睡眠时间不足 7 小时，高血压发病风险将增加 17%，睡眠时间越少，罹患高血压的可能性越高，其可能通过扰乱自主神经、激素、昼夜节律平衡引发肥胖和代谢功能障碍进而影响血压。但也有研究认为，睡眠时间与高血压风险呈 U 形关联，睡眠时间过短或过长都会增加高血压患病风险。在睡眠质量上，研究发现睡眠质量越差，高血压患病概率越高，睡眠质量差可使作用于化学反射的交感神经兴奋，从而引起人体血压异常。神经源性学说认为，较差的睡眠质量会使控制血管的神经中枢对各类感受器所传入的缩血管信号的控制能力降低，或对各种阻力血管的作用增强，升高血压。除此之外，通过梳理文献还发现，老年群体是因睡眠质量差导致高血压的高发群体，睡眠不足会导致老年人的收缩压和舒张压显著升高。

❷ **睡眠差与心肌梗死的关系** 睡眠是人体必需的基本生理需求，睡眠质量的好坏与急性心肌梗死患者的身心健康密切相关。研究表明，睡得太少（不超过 6 小时）是多种心血管疾病的潜在致病危险因素，包括高血压、肺栓塞、冠心病、心肌梗死、慢性缺血性心脏病；中重度发生在快速动眼期睡眠的阻塞性睡眠呼吸暂停是急性心肌梗死患者发生心血管不良事件的独立危险因素。睡眠障碍会影响人体的血管张力，降低血管内皮功能，使交感神经活动和血浆儿茶酚胺紊乱，从而导致冠状动脉病变；同时睡眠障碍使纤维蛋白水平增加，血液处于一个高凝状态，进而会促使心肌梗死的发生。心肌梗死患者的睡眠质量也会因焦虑、抑郁等负面情绪引发睡眠障碍。

❸ **睡眠差与心力衰竭的关系** 调查研究显示，近 70% 的

稳定性心力衰竭患者存在睡眠障碍，主要包括失眠和睡眠呼吸暂停，失眠对慢性心力衰竭患者疾病的控制极为不利，且会导致患者的生命质量下降。实证研究也表明，心率变异性指标与慢性心力衰竭患者的失眠程度成负相关，说明失眠对慢性心力衰竭患者心率变异性的不良影响。反之，改善睡眠可以很好地改善患者的心率变异性指标和心功能指标，从而达到对慢性心力衰竭患者的治疗。当然也有研究表明，睡眠障碍与心力衰竭事实上是相互影响、互为因果的关系，一方面睡眠障碍可以明显增加患者心力衰竭事件的发生，另一方面心力衰竭又参与患者睡眠障碍的发生。表现在老年群体中的慢性心力衰竭会因心力衰竭的特殊复杂的病理变化，以及随着年龄增长极易导致机体组织器官功能性减退，进而引起睡眠异常。

④ **睡眠障碍与心律失常的关系**　美国研究者 Mehra 等发现，严重呼吸睡眠障碍（sleep-related brea-thing disorder，SBD）患者夜间发生复杂心律失常的危险可增加 2～4 倍，可能是 SBD 患者夜间猝死发生率高的一个原因。另有研究发现，重症心力衰竭患者的睡眠质量与心律失常发生率存在密切相关性，睡眠良好患者的心律失常发生率小于睡眠障碍患者。甚至有研究者认为，睡眠质量下降会诱发心律失常的机制可能是通过影响自主神经的变化来实现，自主神经功能失调使心血管协调功能发生紊乱，进而导致心律失常的发生。因此，睡眠障碍可能是心律失常发生的一个重要诱因。但也有研究指出，两者的关系也有可能存在双向的恶性循环作用，认为心律失常患者发作时会有心悸、胸闷等躯体不适症状，这些症状的突发性和反复性，以及对疾病预后的担心，会导致患者出现各种情绪障碍和睡眠障碍，然而睡眠质量的下降又有可能进一步加重焦虑抑郁的情绪，以及心律失常的发生，形成恶性循环。

综上所述，睡眠质量差对罹患心血管疾病具有重大的影响，因此改善睡眠质量，将有助于远离心血管疾病。

✨ 睡眠不足对人体有何危害

除了上述提到的心血管系统疾病，睡眠不足可诱发机体罹患多种疾病，对美国国家健康访谈调查（包括 56 000 多名成年人）的数据分析表明，睡眠时间短（不足 7 小时）和长（超过 8 小时）与肥胖、2 型糖尿病等疾病的概率增加有关。在不考虑影响心脏健康的其他因素的情况下（包括年龄、体重、吸烟和运动习惯），夜间睡眠时间不足 7 小时的人罹患心脏病的风险会增加。每晚的睡眠时间不足 6 小时的人，相对于每晚睡眠超过 8 小时的人，他们脑卒中或心脏病发作的概率是后者 2 倍左右。宾夕法尼亚大学的一项大型队列研究结果显示，慢性失眠者患糖尿病的风险更高，与正常睡眠和睡眠超过 6 小时组相比，失眠和睡眠少于 5 小时组和睡眠 5~6 小时组患糖尿病的风险更高。

鉴于代谢综合征及其每种类型都与过早死亡的风险增加有关，睡眠不足也可能与死亡率增加有关。事实上，一项荟萃分析包括 16 项前瞻性研究（27 个独立队列）和 1 382 999 名参与者的结果表明，每晚睡眠不足 7 小时与死亡风险增加有关。英国公务员的睡眠模式在 20 年内如何影响他们的健康，结果发现，睡眠如果从 7 小时降至 5 小时或更少，人患病的概率就会比常人增加近 1 倍，尤其是增加患心血管疾病导致死亡的概率。晚上长期熬夜不睡觉的人，有的时候还会感觉像心脏病发作一样，出现心脏缺血、心律不齐等症状，甚至有心力衰竭的征兆。

心血管疾病共病失眠的诊断与治疗

在心血管科主诉失眠的患者并不鲜见，而其往往合并症状较多，因此临床医生在量化的诊断标准的基础上，可根据具体情况选择是否采用自评量表、睡眠日记、神经心理学测验量表和多导睡眠图等客观评价工具进行诊断与鉴别。

调查显示，头痛、头晕、心悸、气促是导致心血管疾病患者失眠的主要因素。因此首先需要积极控制原发病，选择优化的治疗方案，并排除其他可继发失眠的其他系统疾病，尽量避免或减少应用影响睡眠的药物。

失眠的干预方法可分为非药物治疗与药物治疗。非药物治疗主要包括心理行为治疗、饮食疗法等，并强调睡眠健康教育的重要性。可先尝试非药物治疗，必要时开展药物治疗。虽然苯二氮䓬类药物如艾司唑仑、阿普唑仑、地西泮、劳拉西泮、咪哒唑仑等仍然广泛应用于临床，但基于疗效和安全性，新型非苯二氮䓬类药物已经成为首选的镇静催眠药，包括唑吡坦、佐匹克隆和扎来普隆。给药须把握利益与风险的平衡，遵循按需治疗和小剂量、间断使用镇静催眠药的治疗原则，推荐间歇给药的频率为每周3~5次。此外，褪黑素和褪黑素受体激动剂、抗焦虑药和抗抑郁药及传统中医药也常常应用于失眠的治疗，临床医生须将患者个体化并综合考量，从而给予最适宜的治疗处方。

随着医学模式的转变，越来越多的心血管医生开始关注患者生活质量和心理问题对疾病本身的影响。但失眠对心血管疾病作用的具体机制尚不完全明确，仍需更多的关注与研究。

🌿 如何进行高质量睡眠管理，保护我们的心血管健康

专家们强调，好的睡眠需要质量高、规律作息、顺应节律，做到这 3 条最基本的就是保证合理、科学的睡眠时长。对现代人来说，为了应对工作学习白天的紧张节奏和用脑强度，身心需要一定的充足睡眠来缓解、休息与调节。进行高质量睡眠有以下几种方法。

（1）养成规律作息的习惯，建议在晚上 11 点前入睡，保证每天 7～8 小时睡眠。心血管疾病患者最好能保证每天午睡 30 分钟（不要超过 1 小时）。

（2）睡觉前不要看内容过于紧张的电视节目，可以听听舒缓的音乐，洗个热水澡，或用温水泡脚，以促进血液循环。

（3）晚餐应清淡，吃易消化的食物，不要吃得太饱，晚上不要摄入咖啡因，例如喝茶、咖啡，吃黑巧克力等，可以在睡前喝杯牛奶或者是一小杯白开水。

（4）适当规律的锻炼能够帮助改善睡眠，建议心血管疾病患者坚持参加力所能及的日间活动，运动康复操、八段锦、音乐治疗、瑜伽、冥想等对睡眠都有很大帮助。当然，如果病情不稳定，建议咨询专科医生。

（5）注意心理调节，不要总是把一些琐事或者不愉快的事情放在心上。不少失眠者在上床前就开始担心睡不着，这种焦虑会形成一种恶性循环，加重失眠。

（6）出现睡眠问题切勿讳疾忌医，因担心周围人的眼光或药物依赖等问题迟迟不愿就医，不仅睡眠质量得不到保证，还增加罹患多种疾病的风险。

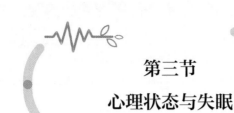

第三节
心理状态与失眠

❧ 失眠与心理状态的关系

失眠患者的心理往往都是复杂的，失眠者往往伴有焦虑、抑郁、紧张、忧愁的心理，重者甚至彻夜不眠。然而他们就会形成一个恶性循环：紧张－失眠－渴望好睡眠－更紧张。长期下去会导致患者焦虑和抑郁，并将逐渐成为导致失眠的重要原因。所以要学会调节患者的心理因素，并且让患者学会自我调节。

❧ 失眠的心理状态及分类

❶ **失眠的分类** 按失眠时间的长短分类。

（1）急性失眠：睡眠紊乱和相关日间症状持续时间不足3个月，且不能由其他类型睡眠障碍解释。

（2）慢性失眠：每周至少出现3次睡眠紊乱和相关日间症状，症状至少持续3个月。

❷ **心理与失眠**

（1）广泛性焦虑障碍：是以持续的显著的紧张不安，伴有自主的神经功能兴奋和过度警觉为特征的一种慢性焦虑障碍，以经常或持续的、全面的、无明确对象或固定内容紧张不安及过度焦虑感为基本特征。患者常对现实生活中的小事或某种问题过分担忧或遇事过分紧张。是最常见的引起失眠原因之一。

（2）惊恐障碍：又称发作性阵发焦虑，其主要特征是反复出现不可预测或突发的惊恐发作。患者在没有真实危险存在的情况下，出现强烈恐惧或不安，反应强度剧烈。患者常常在夜间或在睡眠中惊恐发作，导致早醒、入睡困难，常伴有呼吸急促、心率加快、窒息感等不适症状。

（3）社交恐惧症：又称社交焦虑症，患者主要表现为对社交场合和人际接触的过分担忧，紧张和害怕。患者常会在公众场合感到害怕，不敢说话，害怕与别人接触和他人对视，生怕自己的一些行为会让自己陷入困境和窘迫，长期形成的过分担忧也会引起失眠。

（4）重性抑郁症：患者的主观失眠更严重，负面情绪更明显，常表现为入睡困难、早醒、多梦。此外，还有情绪低落、对任何事物提不起兴趣，伴有其他躯体症状（如头痛、头晕、胸口闷等），以及伴有记忆力减退和认知功能减弱，意志行为减退等。

（5）双相障碍：是一种常见的既有躁狂或轻躁狂发作，又有抑郁发作的情感障碍。双相障碍患者抑郁发作时常出现过度睡眠，但睡眠过多后也不能恢复精力状态，常有精神萎靡、疲乏困倦的表现。躁狂发作时，患者情绪高涨、精力充沛，晚上只睡 2~3 小时，白天患者也能感到精力旺盛。

（6）创伤后应激障碍：是指个体在经历强烈的精神创伤事件（如自然灾害、各种公共突发事件、各种意外事故如火灾交通事故或者被暴力侵害及突失亲人等）后出现的一种严重的心理疾病，多表现为梦魇、失眠、睡眠呼吸暂停及周期性肢体运动障碍等。

失眠的治疗方法

❶ 病因治疗

（1）改善患者不良的情绪，比如自我调节工作的压力和缓解社会人际关系，必要时可通过药物干预。

（2）治疗影响睡眠的疾病或改变睡眠环境，比如药物治疗躯体疼痛、呼吸机治疗睡眠呼吸暂停、更换一个舒适的睡眠环境等。

❷ 心理治疗　主要以失眠认知行为治疗（cognitive behavioral therapy for insomnia，CBTI）为首选。

（1）睡眠卫生教育：只需要睡到第二天恢复精力即可；规律锻炼，规律进餐，且不要空腹上床；确保卧室很舒适，夜间的温度适宜，且不受光线和声音的干扰；夜间避免过度饮用饮料，避免饮酒、吸烟，减少咖啡因的摄入；别把问题带上床；不要试图强制入睡；把闹钟放到床下或转移它，不要看到它；避免白天打盹。

（2）刺激控制：减少卧床时的清醒时间来消除患者存在的床和觉醒、沮丧、担忧等这些不良后果的消极联系，重建睡意与床之间的积极联系，使患者迅速入睡。将卧床仅仅当作睡觉与性生活的地方，只有晚上有睡意或者到了规定的睡眠时间时，才上床休息；如果卧床后约 20 分钟仍无法入睡时（无须看表），应离开卧室，可以进行一些放松活动，直到感觉有睡意再返回卧室睡觉；如果再次约 20 分钟仍然无法入睡时，重复上一条策略，如果有必要，整晚都可重复该过程；无论前一天晚上的睡眠时间多少，第二天早晨都在同一时间起床（包括周末）。

（3）睡眠限制：减少卧床时间以使其和实际睡眠时间相符，但不能少于 4.5 小时；只有睡眠效率超过 90% 的情况下才可增加 15 分钟的卧床时间；当睡眠效率低于 85% 时则减 15 分钟卧床时间；睡眠效率在 85%～90%，卧床时间不变；避免日间小睡，并保持起床时间规律。

（4）松弛疗法：适合以不能放松为主要表现和 / 或伴多种躯体不适的人。具体的方法有肌肉放松（按照头臂部、头部、躯干部、腿部的顺序），呼吸放松（通过呼吸感受躯体紧张、气流进出以达到放松状态），意象训练（通过想象放松每部分的肌肉），正念放松（通过接触当下，专注感觉，减少思维、判断等认知活动）。

（5）认知行为疗法：纠正不切实际的睡眠期望；保持自然入睡，避免过度关注并试图努力入睡；不要担忧自己失去了控制自己睡眠的能力；不要将夜间多梦与白天不良后果联系在一起；不要因为一晚没有睡好就产生挫败感；培养对失眠影响的耐受性，不要持有夜间睡眠时间不足而采取白天多睡的补偿心理。

❸ **药物治疗** 须严格掌握适应证和禁忌证，可根据患者的病情情况，在晚上入睡时利用药物来辅助患者入睡，如阿普唑仑、右佐匹克隆等。

❹ **物理治疗**

（1）对于焦虑和抑郁的失眠患者可予重复经颅磁刺激治疗，利用经颅磁的磁场来刺激中枢神经系统，以达到脑内递质的平衡，可进一步缓解焦虑和抑郁症状、改善睡眠。

（2）可通过经颅微电流疗法，通过独特设计的波形以及频率的微电流进行弥散性刺激大脑和血管组织改善脑微循环，调节多种与情绪和睡眠有关神经递质的分泌，以起到治疗效果。

（3）可以进行针灸、推拿、耳疗、足疗及火罐等的治疗。推拿手法均匀有力，针灸可以利用穴位来调和阴阳，安神利眠。适当温度的热水足浴，可以促进循环，舒筋，活血。

第四节
失眠的非药物和药物治疗

　　睡眠障碍问题是目前困扰人们健康的大问题，据临床实践研究显示，睡眠障碍可引发的多种疾病，它既是疾病发生、发展的致病因素，也是多种疾病的病理结果。长期睡眠障碍，对人的身体健康、疾病治疗效果及社会稳定均可产生诸多影响。尤其目前心血管疾病已经成为我国高发疾病，心血管疾病患者合并失眠的发病率高，但识别率及治疗率却均偏低，因此心血管疾病合并失眠的治疗就非常重要。

治疗失眠的总体原则

　　❶　**治疗原则**　治疗原发心血管疾病。
　　❷　**治疗方法**　在使用催眠药治疗的同时应联合非药物治疗。
　　❸　**总体目标**　①增加有效睡眠时间和/或改善睡眠质量；②改善失眠相关性日间损害；③减少或防止短期失眠症向慢性失眠症转化；④减少与失眠相关的躯体疾病或精神障碍共病的风险。
　　❹　**具体目标**　①去除诱发失眠的因素可使部分患者睡眠

恢复正常；②改善睡眠后达到的具体指标，如总睡眠时间不足 6 小时、睡眠效率为 80%~85%、睡眠潜伏期不足 30 分钟、入睡后觉醒时间不足 30 分钟、降低觉醒次数或者减轻其他失眠症状；③在床与睡眠之间建立积极和明确的联系；④改善失眠相关性日间损害，如精力下降、注意或学习困难、疲劳或躯体症状、情绪失调等；⑤改善与失眠相关的心理行为学问题；⑥避免药物干预带来的负面影响。

⑤ **首选药物** 首选非苯二氮䓬类受体激动剂药物，如唑吡坦、右佐匹克隆、扎来普隆等。密切注意患者使用催眠药物带来的副作用。

⑥ **加强治疗** ①对于起始治疗无效的，可以交替使用短效苯二氮䓬受体激动剂或加大剂量；②对于合并焦虑或抑郁障碍的患者，可以使用具有镇静催眠作用的抗抑郁药，如曲唑酮、阿戈美拉汀、米氮平等；③对于常规治疗无效的失眠患者，建议转精神科、临床心理科或睡眠专科进行进一步治疗。

心血管疾病合并失眠治疗的具体措施

① 非药物治疗

（1）心理治疗：心理和行为治疗是首选的失眠症治疗方法，最常见的是失眠认知行为治疗（CBTI）。长期来看，CBTI 的疗效优于药物疗法。具体方法包括睡眠卫生、认知行为疗法、睡眠限制、刺激控制、松弛疗法、矛盾意向、多模式疗法、音乐疗法及催眠疗法。

（2）物理治疗：物理治疗作为一种失眠治疗的补充技术，不良反应小，临床应用的可接受性强，包括光照疗法、重复经颅磁刺激、生物反馈疗法、电疗法及其他（如超声波疗法、音乐疗法、电磁疗法、紫外线光量子透氧疗法、低能量氦氖激光）。

（3）中医治疗：包括中医辨证论治分类及治疗、中医针灸治疗、电针疗法等。

❷ **药物治疗**　药物治疗过程中，应根据以下方面选择药物：①临床症状；②治疗目的；③既往治疗疗效；④患者的倾向性意见；⑤费用；⑥可获得性；⑦共患疾病；⑧禁忌证；⑨联合用药之间的相互作用；⑩不良反应。

心血管疾病患者应综合考虑药物间的相互作用以及副作用。尤其是老年患者或肝功能受损患者，应慎用苯二氮䓬类药物，而考虑首选新型非苯二氮䓬类药物。

按照药物治疗的次序（专家共识）推荐用药顺序为：①短、中效的苯二氮䓬受体激动剂或褪黑素受体激动剂（如阿戈美拉汀、雷美替胺）；②其他苯二氮䓬受体激动剂或褪黑素受体激动剂；③具有镇静作用的抗抑郁药（如曲唑酮、米氮平、氟伏沙明），尤其适用于伴有抑郁和/或焦虑症的失眠患者；④联合使用苯二氮受体激动剂（BzRAs）和具有镇静作用的抗抑郁药。

（1）苯二氮䓬受体激动剂：分为苯二氮䓬类药物和非苯二氮䓬类药物。

苯二氮䓬类药物非选择性激动 γ- 氨基丁酸受体 A（GABA-A 受体）上不同的 α 亚基，具有镇静、抗焦虑、肌松和抗惊厥作用。

1）苯二氮䓬类药物：种类较多，国内常用药物有地西泮、氟西泮（flurazepam）、夸西泮（quazepam）、艾司唑仑（estazolam）、替马西泮（temazepam）、劳拉西泮。高龄的心血管疾病患者应用时尤须注意药物的肌松作用和跌倒风险，且可能加重合并阻塞型睡眠呼吸暂停低通气综合征（obstructive sleep apnea hypopnea syndrome，OSAS）。如需使用，其剂量应在常规成人剂量的一半或最小治疗剂量。总之，在可使用非苯二氮䓬类药物时，不推荐将苯二氮䓬类药物作为心血管疾病伴失眠患者的首选治疗药物。

2）非苯二氮䓬类药物：以唑吡坦、右佐匹克隆、扎来普隆为代表的非苯二氮䓬类药物目前是国家药品监督管理总局（National Medical Products Administration，NMPA）批准用于临床治疗失眠的主要药物，这些药物主要用于睡眠起始和维持困难的患者，且可长期使用。对于老年患者和严重肝功能受损者推荐常规剂量的一半。

（2）褪黑素和褪黑素受体激动剂：褪黑素参与调节睡眠-觉醒周期，阿戈美拉汀是有效的褪黑素 MT_1、MT_2 受体激动剂，但兼有 5-HT_{2C} 受体拮抗的作用。对于心血管疾病伴发抑郁的患者，阿戈美拉汀的疗效显著且耐受性好。阿戈美拉汀对 CYP1A2 酶（体内）和其他 CYP（体外）没有抑制作用。因此，阿戈美拉汀不会改变经 CYP 代谢的药物的暴露量。

（3）其他：对于合并抑郁、焦虑等精神障碍患者，必要时可与精神心理专科会诊。

❸ **药物治疗策略** 心血管疾病合并失眠患者药物治疗在遵循总的治疗原则的基础上须遵循个体化原则。

（1）给药方式：苯二氮䓬受体激动剂在夜间睡前服药，每晚服用 1 次。对慢性失眠患者，提倡非苯二氮䓬类药物按需服用。有临床结果显示，患者每周服用 3～4 日唑吡坦即可达到睡眠要求。

（2）疗程：失眠的药物治疗时间没有明确规定，应根据患者具体情况调整维持时间和剂量。若连续治疗超过 4 周疗效不佳则需重新评估，必要时请相关专科会诊，变更治疗方案或者根据患者睡眠改善状况适时采用按需服用原则。

（3）换药指征：包括①推荐的治疗剂量无效；②产生耐受性；③不良反应严重；④与治疗其他疾病的药物有相互作用；⑤使用超过 6 个月；⑥高危人群（有成瘾史的患者）。

（4）停药指征：当患者感觉能够自我控制睡眠时，可考虑逐渐停药。如失眠与其他疾病（如 OSAS 等）相关，当病因去除后，可以考虑停用催眠药物。

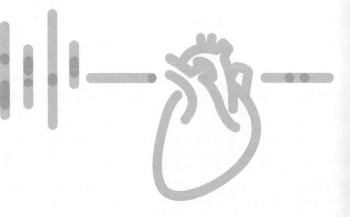

第十章 心理干预技巧

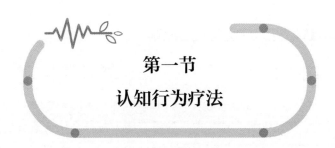

第一节
认知行为疗法

　　许多在心内科就诊的患者存在精神心理问题，其中冠心病、高血压、心律失常、心源性猝死等被认为是与精神心理因素密切相关的心身疾病。心血管疾病患者并发心理障碍，常见焦虑、抑郁和躯体化症状，患者临床症状与精神心理障碍症状常常相互重叠、相互干扰。具有类似与精神心理障碍相关的心血管躯体症状，伴有或不伴有器质性心血管疾病的状况均被归为双心疾病的范畴。在临床实践工作中，必须对双心疾病进行正确地识别和处理，双心问题已成为目前心血管医生必须面对和迫切需要解决的。

　　心理治疗是临床医生诊治过程中，通过语言或非语言因素，对患者进行训练、教育和治疗，用以减轻或消除身体症状，改善心理精神状态，适应家庭、社会和工作环境。认知行为疗法（cognitive behavioral therapy，CBT）是心理治疗中最有效的治疗措施之一，本节重点阐述认知行为疗法在双心疾病中的方法与疗效。

∽ 认知行为疗法与核心原则

认知是指一个人对一件事或某对象的认知和看法，如对自己的看法，对人的想法，对环境的认识和对事的见解等。心理障碍指心理认知异常或扭曲导致没有能力按社会认为适宜的方式行动，以致其行为后果对本人或社会不适应。心理认知异常或扭曲是心理障碍产生的主要原因，不同的心理障碍有不同内容的认知歪曲，例如抑郁症患者大多对自己、对现实和将来都持消极态度，抱有偏见，认为自己是失败者，对事事都不如意，认为将来毫无希望；焦虑症患者则对现实中的威胁持有偏见，过分夸大事情的后果，面对问题只强调不利因素而忽视有利因素；躯体化症状则是患者存在对躯体症状严重的不恰当认知异常或扭曲。

认知行为疗法的主要代表人物贝克（A. T. Beck）指出："适应不良的行为与情绪，都源于适应不良的认知。"提出了一种有结构、短程、认知取向的心理治疗方法：认知行为疗法。认知行为疗法是以纠正和改变患者适应不良性认知为目标的一类心理治疗的总称。它以改变扭曲的认知为主要方法，通过改变患者对己、对人或对事的看法与态度，继而使患者情感及行为变化，达到消除与改善心理障碍目的。认知行为疗法治疗目标不仅仅是针对行为、情绪这些外在表现，还要分析患者的思维活动和应对现实的策略，找出错误的认知并加以纠正。心理障碍患者往往存在重大的认知扭曲，这些认知扭曲是患者痛苦的真正原因，一旦认知扭曲得到识别和矫正，患者的心理障碍必将获得迅速改善。因此，认知行为疗法被认为是对抑郁、焦虑等心理疾病的对因治疗。

认知行为疗法是以两条核心原则为基础：①认知对情绪和

行为具有控制性的影响，认知行为疗法强调认知过程在决定情绪和行为的重要作用，认为行为和情绪多来自个体对情绪的认知和评价，而认知和评价又受到信念、假设、精神意象等多方面的影响；②行为能够影响思维模式和情绪：认知行为疗法的焦点是了解患者歪曲的思维和信念，并用认知技术改变功能不良的思维及其伴有的情绪和行为，更需要通过行为识别不合理认知，通过行为替代不合理认知、改变核心信念。

对双心疾病患者认知行为疗法

① **心理健康教育** 对双心疾病患者进行认知行为疗法前，应开展必要的心血管疾病评估和心理健康教育具有重要意义。心血管科医生具有专业优势，首先可以客观地对患者进行所患疾病的病因、临床表现、疾病特点、诊断、治疗方法、可能的治疗转归等进行评估与分析，使患者能够客观、科学地认识自己所患的疾病，避免因为对疾病不了解或存在误区而导致不良的认知和情绪。继而对患者进行心理健康和认知行为疗法模型教育，帮助患者了解思维、情绪、行为彼此间的影响，帮助患者认识症状与自身所患的疾病、情绪相关，使患者认识自己的情绪可能影响症状的发生与发展，学会一些调整自己认知不良思维的方法，从而逐步改变患者自身存在的问题行为，纠正患者不合理的负性认知，树立患者治疗和管理疾病的信心。

② **建立良好医患关系** 有焦虑情绪的心血管疾病患者往往有大量主诉，担心医生会错误地判断自己的病情，开出不合理的治疗处方，常常会急切、不停地诉说自己生病过程中的每一个细节，而医生因为临床工作紧张，很难有充足的时间来聆

听患者漫长的发病及就诊经历；伴发抑郁情绪的患者常常仅陈述自己躯体症状，只有在医生询问中才会陈述自己的情绪症状。

认知行为疗法倡导医生与患者在治疗中充分相互合作，患者和医生共同面对患者的问题思维和行为，医生参与到患者高度协作的治疗进程之中，给予患者指导意见，并接受患者的反馈，在日常生活中实施认知行为疗法。具体来说，医生要有耐心、爱心，认真倾听患者的陈述，可以通过重复患者提到的重要内容，让患者明白医生认真倾听了得他的诉说，通过说出他的感受，让患者感受到医生对他的理解。在患者讲述过程中医生可能会打断他，打断的目的是在有限的时间内尽量询问到对诊断和治疗关键的信息，通常这样沟通后，顺利地建立医生与患者的良好治疗关系。

❸ **应对心血管疾病患者伴发的焦虑情绪的认知行为疗法** 心血管疾病患者伴有焦虑情绪认知和行为扭曲的特征表现为：①对所患心血管疾病不切实际地担心与恐惧，对危险过高估计，低估自身处理和应对危险的能力；②低估现行治疗措施的有效性。

当患者主观体验到任何的躯体不适时，常常会表现出强烈的恐惧，并会激发一些想法（如我的心脏病发了，我将会死掉，我忍受不了了，我马上要病倒了……），同时伴随着强烈的生理反应（如出汗、心悸、呼吸急促、出冷汗），这些症状常常被解释为自身心血管疾病加重或恶化的信号，并会继而加重患者的紧张、焦虑情绪，使其陷入恶性循环。

认知行为疗法在于识别和改变患者的负性自动思维，打破负性认知和情绪障碍间的恶性循环，促进情绪和行为的改善；识别和改变患者潜在的信念，即功能失调性假设，从而减少情绪障碍复发的危险。最常用认知行为疗法方法是转化抑制与暴露。

（1）转化抑制治疗：帮助患者通过经历一次正向或健康的情绪抵消焦躁反应，从而降低焦虑情绪的产生。实现转化抑制的常用方法是制造一种肌肉自发的深放松状态，由此产生一种与紧张的焦虑或激动不同的平静状态。临床上最常用的方法就是肌肉渐进性放松，简单来说就是当患者有上述躯体不适和生理反应（如出汗、心悸、呼吸急促、出冷汗）时，医生让患者用逐步放松身体各个部位的方法，逐渐达到一种全身放松的状态，从而减轻焦虑激动的情绪。

（2）暴露治疗：当患者有意在压力刺激下（躯体症状、应激事件）暴露自己，他很可能感到恐惧。然而这种恐惧通常维持的时间有限，因为激发的躯体不适和生理反应（如出汗、心悸、呼吸急促）不可能无限维持下去。当暴露持续一段时间后，患者会感到疲乏，若没有新的激发源（应激），患者就会开始适应这种状态。重复暴露后，患者对恐惧环境（躯体症状、应激事件）的心理应答就会下降，从而就会认识到这些刺激（躯体症状、应激事件）能够被从容地面对和正确地处理。

❹ 应对心血管疾病患者伴发的抑郁情绪的认知行为疗法　精神不振、感受不到对生活的乐趣或者兴趣减少、活动减少，是心血管疾病患者伴发抑郁情绪的常见主诉。抑郁时患者的活动减少看起来非常容易理解，但这一行为经常导致抑郁情绪的加重，并会进一步导致患者出现兴趣缺乏、无助感和低自尊。患者可能会告诉医生根本感觉不到快乐，也没有办法做自己该做的事如上班或者做家务等。最严重的抑郁患者可能会变得痛苦而绝望，并且会放弃任何改变。

认知行为疗法可以推动积极的行为变化以提升患者的自尊，能够促进有益的思维和态度的形成。认知行为疗法的目标是让患者有目的地逐步恢复能为其带来成就感、愉悦感和掌控感的活动，心理学亦称它为行为激活。

行为激活不是一个神奇或复杂的技术，简单来说，就是医生通过和患者讨论他过去生活中的爱好和兴趣，帮助他制订日常活动安排表，并在表中逐步增加一些患者能够做到的，能让患者从中感受到乐趣和成就感的活动，以帮助患者打破退缩或者被动的模式，向他们展示进步是可以获得的，激活他们康复的希望。

例如，医生可为患者开运动处方，要求患者每周至少 4 次，每次至少 40 分钟去做些自己以前喜欢的适量的运动。

❺ **帮助心血管疾病患者改变思维的方法** 认知行为疗法认为患者的很多思维都是自动的，医生需要帮助患者理解负性自动思维的概念。针对自动思维的认知行为疗法有两个交叠的阶段：①帮助患者识别负性自动思维；②在治疗中运用一些方法改变患者的负性自动思维，将患者的思维引向一个更为积极的方向。

首先，要怎样帮助患者识别负性自动思维呢？一个简单的方法是把患者任何的情绪变化看作是自动思维的信号，即当患者出现情绪变化时（如由平静变得焦虑、愤怒、难过等）就是负性自动思维出现的时候。

识别了自动思维之后，医生就要着手运用一些方法来改变患者这些负性自动思维，让患者的这些思维变得更加有弹性，更加积极且功能良好。苏格拉底式提问是改变负性自动思维的技术列表的首位。

可以运用苏格拉底式提问改变患者负性自动思维的基本过程与特点。

（1）通过向患者提出问题来帮助他们找到改变的动力，如在患者症状明显的时候，可以问患者："除了像你刚才那样想，你还能怎么想呢？"帮助患者观察改变他们的想法，减轻痛苦的情绪或提升他们的应对能力。

（2）当询问得到结果，又可以再问："如果你的想法发生了改变，结果会有什么不同呢？"这样提问能突破患者坚固的、适应不良的思维模式，给患者展示理性和有益的抉择时，新的自知力得到发展，从而自动思维改变并使其产生积极情绪（例如，焦虑或抑郁心境被改善）。

（3）尽可能提一些能引发患者思考和学习的问题，帮助患者有技巧地思考。医生的问题应能激起患者的好奇心，鼓励他们使用新的思维方式。如医生可以问："既然我们有更好的想法，那么为什么我们不让自己那样去想呢？"

（4）提出的问题应当对患者有益。根据患者认知功能水平，询问患者有能力回答的问题，提供问题应能够让患者去思考，使患者感觉他们的认知能力很好。

（5）避免引导性询问。苏格拉底式提问作为增强患者灵活性、创造性思考能力的一种方法，要以尊重患者思考方式、理解能力去询问。

（6）尽可能提开放性的问题。恰当的苏格拉底式提问是开放性的，提出的每个问题都应该有多种不同的答案。

尽管认知行为疗法是目前循证医学证据最多的心理治疗方法，对双心疾病患者心理障碍具有显著疗效，但它依旧不是万能的，不是所有的患者均能从中获得满意的疗效。如果患者未能获得满意的疗效可以尝试联合有实证支持的治疗方法（如抗焦虑药和抗抑郁药治疗、联合抗焦虑药和抗抑郁药治疗），以增强认知行为疗法的疗效。

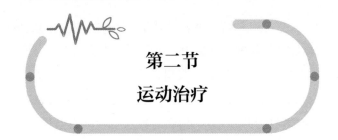

第二节
运动治疗

运动可以帮助人们减少压力，增强心肺功能，促进新陈代谢，放松心情，减轻抑郁情绪，缓解压力、焦虑，使人精力充沛，并能提高人们的自信与自尊。从临床实践来看，运动疗法安全、有效且简单易行，是疗效非常稳定的双心疾病自我治疗方法，特别对于冠心病、心肌梗死恢复阶段或慢性心衰稳定期患者，运动疗法可以达到事半功倍的疗效。

双心疾病的运动治疗

运动治疗作为一种治疗心理疾病与心脏病康复的方法，它有别于一般运动训练和体育娱乐活动。运动训练的主要目的是提高运动员的成绩；体育娱乐活动则是通过各种轻松、愉快的体育活动来活跃气氛、增添乐趣，进而达到身心放松和积极休息的目的。

对双心疾病患者进行的运动治疗不同于常人，运动治疗前须对患者进行综合评估，包括确认患者有无器质性病变及病变程度，了解患者焦虑、抑郁情况及程度，了解患者既往治疗情况，有无晕厥、严重心律失常史等，了解患者心肺功能及运动能力。结合患者的兴趣、需求及健康状态制订运动处方，遵循个体化的运动处方进行运动治疗。通过合理运动治疗，可以使患者的注意力转移、情感得以发泄、紧张程度缓解，情绪趋向稳定。双心疾病患者进行有规律、有计划、重复性的适量、有益、长期的运动治疗，能起到阻碍双心疾病患者消极的心理导向作用，消耗患者大量负性心理能量，促进冠心病等器质性心脏病患者更早、更好地康复，改善日常生活质量及减少并发症，减少反复住院给患者带来的痛苦及家庭经济负担，最终达到身心平衡，解除已形成的病态心理状况等目的。

ᕲ 运动治疗在双心疾病循证依据

运动治疗通过身、心两个方面来增强患者的机体健康，其对生理的促进作用已广为人知。有学者研究表明，体育锻炼在预防和治疗心理疾病方面能发挥重要作用。美国一项调查报告显示，80% 的心理医生认为运动治疗是治疗抑郁症的有效手段，60% 的心理医生认为应将运动治疗作为一种消除焦虑症的治疗方法。我国心理学家陈仲庚认为：降低个人生活中心理压力的影响因素中有 2 个因素最为突出，即社会支持和身体锻炼。有研究显示，正常人运动后感到原有的焦虑、抑郁或愤怒情绪减轻，特别是定期有氧运动（在氧供应充分的条件下进行运动，能源来自体内糖和脂肪的有氧代谢）可以减少正常自主反应引起的紧张。

运动量应由小到大，循序渐进，在可耐受情况下，患者可以每天快走 5 分钟开始，待机体适应后逐渐增加运动时间。

❧ 运动治疗双心疾病的机制

运动治疗对双心疾病患者的心理障碍治疗确切机制仍有待进一步明确，目前研究结果表明其主要机制有以下两方面。

❶ 神经递质学说 运动作为一种应激刺激，导致人体释放具有神经调节作用的脑啡肽、内啡肽和其他神经因子，能有效地缓解压力，舒缓紧张情绪。国外心理精神病专家指出，跑步者在慢跑一段时间后，会产生一种如欣赏音乐一样的快感，这是因为运动能影响大脑分泌一种心理愉快素：R- 内啡肽，R- 内啡肽是大脑分泌的多种肽类物质中生物活性最强的一种物质，能使人体保持一种良好的心理状态，预防和改善心理疾病。

❷ 神经中枢学说 大脑丘脑和下丘脑中神经核团不仅能控制情绪，而且还影响交感神经和副交感神经系统张力，而交感神经和副交感神经又支配影响着机体的内脏器官和免疫系统。情绪在心理活动中有支配、导向和激发作用，长期处于压抑、失望、愤怒的情绪中，常常导致高血压、冠心病病情反复或加重。规律、有益、长期的合理运动治疗可以使人的注意力转移、情感发泄、紧张程度缓解，情绪稳定。另外，人体骨骼肌与大脑之间的信息传导是双向的，兴奋可从大脑传递给肌肉，产生相应的肌肉收缩；骨骼肌收缩，也可以使大脑皮层特定区域产生兴奋，骨骼肌收缩的频率和强度高，骨骼肌向大脑传递的神经冲动就多，大脑的兴奋性就高，人体就会表现心情愉快高涨。

✿ 双心疾病患者运动治疗的原则与运动处方

❶ **双心疾病运动治疗原则** 运动治疗能够改善心脏病患者的焦虑抑郁状态，同时能够降低心脏病患者的心血管事件发生率与病死率，但必须遵照以下原则：①个体化，根据不同患者年龄、双心疾病类型、个体爱好与习惯，选择相应的运动治疗方式；②安全原则，心内科医生要明确器质性心脏病的禁忌证，如不稳定型心绞痛、近期急性心肌梗死、致命性心律失常、严重高血压、严重的主动脉狭窄、失代偿心力衰竭等患者不适合进行运动治疗；③运动强度适当，运动强度控制在50%~80%最大摄氧量或60%~90%最大心率，人体的最高心率可以用"220－年龄"计算，运动的大强度相当于最高心率的80%~90%，中等强度相当于最高心率的65%~75%，小强度相当于最高心率的60%左右。如运动中出现心绞痛、心悸、头晕、冷汗等症状，应该立即休息，运动后也不应有疲倦乏力等不适；④长期、规律，每周至少3次，每次运动至少15分钟。

❷ **双心疾病运动治疗处方** 要结合患者年龄、体质、心脏病类型与心功能状况来个体化制订运动处方，对双心疾病患者积极推荐有氧运动，有氧运动定义是有氧供应充分的条件下进行运动，运动能量来自体内糖和脂肪的有氧代谢。有氧运动是冠心病康复最主要的运动，比如慢跑、爬山、骑自行车、散步等，理想的有氧运动强度控制在50%~80%最大摄氧量或60%~90%最大心率，每次运动至少15分钟，每周至少3次。步行是最简单的有氧运动方式，适用于大部分双心疾病患者，一般慢步为每小时1 000~2 000米，散步为每小时3 000米，快步为每小时5 000米，每分钟步行100步以上者可使心率达

每分钟 100～110 次，一般在清晨或傍晚进行，每次 15～30 分钟，中间休息 1～2 次，每次 3～5 分钟，以后可逐渐增加步行速度和持续时间，直至每小时 3 000～5 000 米，步行 30 分钟休息 5 分钟，每日 1～2 次。

双心疾病运动治疗注意事项

　　双心疾病患者的运动治疗应在医生的指导下、根据疾病特点，进行合理的体育活动，治疗中要注意安全，注意疾病的适应证和禁忌证，避免发生事故。运动治疗是作为调节与治疗心理疾病的有效方式，不是一般的娱乐活动，要想达到心理转化的目的，必须有一定的强度、质量和时间要求，尽管运动治疗对双心疾病患者心理障碍有调节与治疗作用，但它不可以完全替代心理治疗和药物的治疗作用。对双心疾病患者理想的治疗模式应是心理治疗、药物治疗与运动治疗相结合，联合治疗可以缩短治疗周期，提高治疗效果。

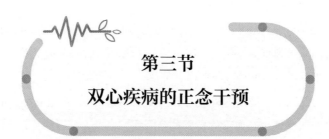

第三节
双心疾病的正念干预

　　正念是指能在任何时刻都对自己的思维、情绪、身体，以及对周围环境保持不带评判的觉知状态。美国麻省大学医学院分子生物学博士乔·卡巴金教授，为了帮助患者应对压力、疼痛和疾病，1979 年在美国麻省大学医学院开设了正念减压门诊，帮助长期忍受慢性疾病的患者练习正念，希望以此缓解疾病带来的主观疼痛。为了检验疗效，他记录了团队成员在干预前后的数据变化。卡巴金从数据中发现，正念练习不仅具有减少疼痛的效果，还具有缓解焦虑情绪的作用。并通过了大量研究发现，发现正念对于大脑有结构上和器质上的改变，正念练习者的大脑前额叶的皮质增多增厚、海马旁回变厚、杏仁核变小、脑电波改变。经过 40 多年的科学研究及医学实践，正念已经成为融合了东方传统静观智慧和现代科学的心理疗愈和减压方法，在身心医学和公共健康领域享有盛誉。

　　正念的态度是接纳和放下、非评判、活在当下等，应允许事物如其所是的呈现，不受自己的好恶、想法所牵制，对待已然发生的疾病和痛苦不抗拒、不逃避，选择原原本本地接纳。实践证明，当不再夹杂负面情绪和认知的时候，躯体上的痛苦程度没有那么强烈。因此，正念被并广泛应用于多种慢性疾病患者的心理治疗及护理过程。

诸多的临床试验结果均证实正念在心血管疾病防治和心理干预方面均起到有益作用。一项包括 16 项研究的系统综述得出结论，正念干预可以更好地改善焦虑、抑郁、压力等负面心理，并降低收缩压。几项中等规模的冥想用于一级和二级预防的研究报告了非致命性心肌梗死、心血管死亡率和全因死亡率令人惊讶地大幅下降。

2021 年 1 月 25 日，美国心脏协会（AHA）发布"精神健康、身心健康及大脑-心脏-身体关联"科学声明指出，练习正念不仅可以管理好情绪与压力，还是降低心血管风险方法的合理辅助手段。

双心疾病症状的背后均与非正念的生活方式有关，患者因不会管理自己情绪，不会与压力共存，在追悔过去和担心未来中被杂念裹挟，导致出现以胸闷、心慌等心血管症状。而当客观医学检查不能解释其症状时，患者又不接受现实和医生的建议，不能保持不加评判的觉察，以致过度关注自己的各种主观症状，对躯体症状持续高水平的焦虑，过度担心疾病，恐惧死亡。患者常会反复就医，并反复要求做进一步检查。对心理问题存在病耻感，回避现实，不能面对自己心理疾病，不接纳自己心理问题，避讳心理治疗。因此，双心疾病有着正念治疗的强烈适应证。实践证明，通过正念治疗患者学会了面对和接纳心理问题，不再对于躯体症状过度探究和关注，放下对心脏疾病预后的忧虑及对死亡的恐惧，对待躯体症状不夹杂负面情绪和认知，改变了与疾病的关系，改善了双心患者的心理问题。

正念治疗需要医患配合进行，通过医务人员的培训、带领练习，逐渐培育患者的正念。正念练习常用的方法有正念呼吸观察、正念身体扫描、正念无感觉知练习、正念行走、正念伸展。正念练习完全不受时间与空间限制，不需要特殊的设备和场地，易于患者接受。正念不仅是双心疾病患者的有效心理治疗方法，还可以提升生活品质，人生更幸福。

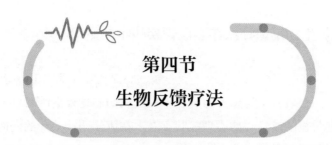

第四节
生物反馈疗法

生物反馈疗法是一种让患者学会在精神上及躯体上放松的行为治疗方法。利用生物反馈仪将人体内部不易觉察的生理信号（如呼吸、心率、脑电波活动等）转化成声音和图像，患者根据这些反馈信息，结合行为干预技巧，对自己的生理功能进行有意识地自我觉察和训练，从而最终达到调整自身状态、缓解临床症状的目的。

生物反馈疗法的优势：生物反馈疗法属于心理治疗中的行为疗法，是一种有意识的放松训练疗法。

生物反馈疗法于 20 世纪 60 年代末首先在美国应用于临床，目前在北美和欧洲国家，生物反馈疗法的临床应用已成为健康保健的一个重要部分。

生物反馈疗法的临床应用广泛，主要包括压力和应激引起的一些情绪障碍。

（1）心身疾病的治疗：紧张性头痛、偏头痛、高血压、冠心病、心绞痛、心律失常、神经性疼痛、哮喘、糖尿病及消化性溃疡等。

（2）精神心理科的应用：如睡眠障碍、抑郁、焦虑、神经症、创伤后应激障碍、注意缺陷多动障碍（又称儿童多动症）及学习困难等。

🌱 生物反馈疗法在心血管疾病中的应用

心血管疾病如高血压、冠心病、心律失常等都属于心身疾病。在心血管疾病患者的病程中有复杂的心理社会因素参与，具有明显的或隐匿的心理症状存在。在躯体药物治疗的同时，采用心理行为干预措施，能更有效地预防和治疗心血管疾病。

🌱 生物反馈治疗心血管疾病的作用机制及研究

生物反馈疗法从调节自主神经、心理状态及改善睡眠3个方面调节患者心血管系统。

生物反馈疗法就是利用各种仪器使血压等内脏功能的变化通过视觉、听觉等及时反馈到大脑皮层，经过有意识的整合调控，使血压达到稳定状态。借助仪器使原本开环的调节通路，形成闭合的稳态调节通路，从而实现内脏功能的稳定，改善血压及各种心身疾病。

生物反馈疗法可以通过肌电反馈来降低患者肌电水平及额肌的紧张水平，消除过度紧张和焦虑情绪，降低交感神经兴奋性及警觉水平，从而阻断情绪应激反应在高血压、冠心病的发病机制中的作用。

脑电生物反馈对焦虑、失眠治疗有较好的效果。神经心理研究证实，脑电波中8~13赫兹的波是成人在安静-觉醒状态下的主要活动节律，而忧虑者则很少出现α波，代之以频率较高的β波；当个体表现出高波幅的α波活动时，会表现出一种深度的精神和躯体放松状态。脑电生物反馈通过对α波和θ波的训练，使患者学会增加自己的低频段脑电活动，保持较深的松弛状态；训练运动系统的静息态节律（sensory motor rhythm，SMR）波可以使患者注意力集中而肌肉放松；增加θ脑电波活动使患者进入睡眠状态。脑电生物反馈与肌电反馈组合训练，对焦虑、失眠治疗效果更好。

综上所述，生物反馈疗法作为一种心理行为干预疗法，无药物毒副作用，安全有效，作为心血管疾病的辅助治疗模式，有望在心血管疾病的预防治疗中拥有广阔的应用前景。

第五节
小组治疗

　　小组治疗，也称团体心理疗法、集体心理疗法，是将患者组织在一起，以团体的形式进行心理治疗的方法。团体心理疗法于 20 世纪初由美国心理学家莫雷诺首创。1905 年，J.H. 普拉特首先采用该疗法帮助结核病患者控制病情。

　　小组治疗，一般是由 1~2 名治疗师主持，治疗对象可由 6~10 名具有相同或不同问题的成员组成。治疗强调：个体的心理问题，如情绪障碍、人际关系障碍、不适应的行为方式，以及其他各种适应问题也是在社会生活不同群体关系的背景下产生和发展的，从而产生各种适应性障碍；在某些神经症或精神病背后，也可能存在着某种特殊的家庭模式和成长经历。

　　小组治疗由于治疗同盟的建立，易使人产生归属感，通过设身处地地去体会其他成员的思想、情感或行为而产生共情。患者可以依据自己与他人所形成的特殊群体为参照框架，更为真实地观察、分析和描述自己的问题，通过帮助他人，产生利他感；通过学习，习得新的态度与行为方式，从而发展良好的生活适应，对自信心提高、改善疾病症状大有好处。

　　小组治疗创设了一个类似真实的社会生活环境，成员在充满温暖、信任、安全的环境中通过观察学习，学会应对，相互鼓励，增强自信，改变不良认知思维模式，从而缓解焦虑抑郁情绪，减轻躯体不适。

小组治疗中的常规治疗范围包括以下几方面。

❶ **焦虑抑郁情绪障碍**　患者认识不良情绪的本质及相关易患、促发、维持因素。对成员们表露出的非理性认知进行分析、挑战和质疑。启发引导帮助团体成员正确对待疾病，改变错误认知，学会管理情绪，促进自我成长。

❷ **失眠症**　纠正患者的不良睡眠习惯及与失眠相关的不正确睡眠观念，重塑患者的合理认知模式。缓解各种与失眠相关的负性情绪，消除对失眠的恐惧，帮助患者减少或戒断催眠药，重建健康的心态和良好的睡眠模式。

❸ **躯体形式障碍**　帮助患者认识到自己在面对疾病等不愉快生活事件时所产生的消极负性情绪，负性情绪得不到宣泄，从而导致出现一系列躯体症状。在小组治疗中鼓励组员主动分享心中不良情绪反应，关注身体的感受并实时交流，分享情绪缓解经验，通过转移注意力，减轻对躯体的关注，从而自我放松，自我接纳，自我调整，最终躯体化障碍得到改善。

小组治疗的应用领域正在扩展并呈快速增长态势，涉及主题内容丰富，不仅在医学模式下对问题人群进行干预研究，而且也对正常人群进行应用。如自我接纳、提升自信心、人际沟通技能、情绪调节及压力管理等。该疗法节省治疗者的时间和精力，相对较经济，但亦有局限，如团体虽向成员提供安全感和支持，但同时也给成员带来某种压力和约束，以及无法顾及个别成员的特殊需要等。

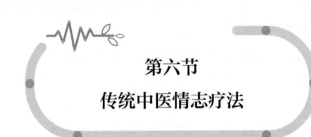

第六节
传统中医情志疗法

🌿 中医情志致病的特点

1 **什么是情志** 中医都非常重视对七情的调摄，所谓"七情"是指人的怒、喜、忧、思、悲、恐、惊7种不同情绪，七情过度，伤害五脏，其中大家熟悉的是怒则伤肝、喜则伤心、悲忧伤肺、思则伤脾、惊恐伤肾，并且以此作为调养身心、安和五脏、延年益寿或治疗疾病、促进康复的手段。《黄帝内经》还总结了"恬淡虚无，真气从之，精神内守，病安从来"的调心原则，指出人们若能真正认识到宇宙人生的真相是虚、无，同时用一种恬和淡的态度来面对周围的各色人等、万事万物，就能在保持愉悦安静、虚怀若谷的精神面貌，遇到意外事件也能正确对待，做到心不随境转，甚至境随心转、心能转境的良好状态，从而颐养体内正气，远离各种疾病，实现身心健康的终极目标。

2 **情志与心的关系** 情志与心关系密切，《类经》中记载："情志之伤，虽五脏各有所属，然求其所由，则无不从心而发。"可见人们的情志都是心的呈现。什么是中医的心？主要包括两个方面，一个是心主血脉的心脏，另一个是心主神明的思维心。与胡大一教授倡导的双心几乎是相同的范围。中医的思维心又包括两个方面，即念头和观念，明确地说，就是起念为心和观念为心两个方面。清代著名医家汪昂提出的"心死则身健"所指的心，就是念头和观念，就是说当一个人把内心的各种纠结、烦恼、气恨、不平等错误的念头和观念去除了，负面情绪就都被掐死了，正面的情志才会让身体健康。道家《丹阳修真语录》也有"心死则神活"的表述，实际上也是提醒人们，心中消除分别与好恶，去掉不好的心境，便可以有神奇的疗效。明代医学家汪绮石认为将"七情"调摄与药物治疗相结合，是预防和治疗虚劳之病的根本之点。

❸ **什么是心** 前面已经谈到过，中医的心有两个方面，一个是心主血脉的心脏，另一个是心主神明的思维心。思维心包括两个方面：起念为心，观念为心。看不见摸不着的心，一方面心是由无数的念头（心念）组成，念念相续是以为心，就像水由水分子组成，心由念头组成，据研究，成年人每天会产生 5 000～7 000 个念头。观念既包括对人、事、物、疾病等外在的客观存在的看法，也包括各种知识的积累和经验的总结。

心在中医学概念中的地位是至高无上的，《黄帝内经》中记载心"为君主之官""心者，神之舍也"，是人体最高的统治者和最大的权力执掌者。血是人体赖以生存的物质基础，对血起主宰作用的正是心。神志，指人的精神意识，是人类区别于其他动物、独具聪明智慧表现的主要特征之一，而神志的主宰者也是心。心能藏神，在日常生活中，老百姓也有"遇事好好想想""要多长个心眼"等口头语。这些话的中心意思都是一个：心是人体主管思维的器官，既要把握全局，考虑身边的大事；又要调控情志的发生与变化，使人在波澜翻滚的思潮中正常生存。心的这一功能正常，人就表现出聪明、理智、敏捷、灵活，健康长寿的机会也相对多；反之，人就会表现出愚笨、粗鲁、迟钝、固执，疾病和灾难的发生率相对要高些。

🌿 中医情志疗法

❶ 中医情志制约法 《黄帝内经·素问·阴阳应象大论篇》中记载："怒伤肝，悲胜怒""喜伤心，恐胜喜""思伤脾，怒胜思""忧伤肺，喜胜忧""恐伤肾，思胜恐"。以情制情法是根据情志及五脏间存在的阴阳五行生克原理，用互相制约、互相克制的情志，来转移和干扰原来对机体有害的情志，借以达到协调情志的目的。此谓祖国医学独特的心理治疗与康复方法。这一心理治疗的原则到金朝，以著名医学家张子和的《儒门事亲》为代表，达到了充分发展和广泛应用的水平。张子和指出："悲可以制怒，以怆恻苦楚之言感之；喜可以治悲，以谑浪戏狎之言娱之；恐可以治喜，以恐惧死亡之言怖之；怒可以制思，以污辱欺罔之事触之；思可以治恐，以虑彼志此之言夺之。凡此五者，必诡诈谲怪，无所不至，然后可以动人耳目，易人听视。"

❷ 情志话疗 中医特别强调与患者沟通，充分发挥话疗的作用，每个医生都应该构建一套属于自己的话疗体系，针对患者错误的想法、说法和做法，引导患者放下烦恼、压力及负面情绪，活在当下，走向人生的觉悟、光明和圆满。

（1）话疗的兴起：现代医学的奠基人、医学之父希波克拉底曾经指出，医生有三宝，即语言、药物和手术。可见借助医生的语言的话疗是多么重要。近些年中医心血管医生越来越重视的防治病由心生的方法。其实话疗主要是通过与患者言语沟通，逐步引导患者脱离各种烦恼，走向快乐的彼岸。生活中我们经常遇到的很多烦恼是会伴随终生的，只要有烦恼就可能出现。人类的烦恼主要是来自小我和私欲，如果人们能够放下私欲，自然烦恼就会减少；还有些人经常诉说压力很大，其实压力也是过多地考虑个人的感受和得失造成的，如果对物质和精神欲望有所克制，降低自己对于物质和精神的追求，压力很快就会没有。

（2）话疗的基本方法：在胡大一双心健康理念的指导下，通过谈话影响患者情志、心态和观念，从而改变生活方式和情绪，让自己身心愉悦，既是心态调节疗法，又是改变生活方式的手段。所以话疗并不完全等同于现代医学的心理咨询，也不完全是中医情志疗法，而是结合传统文化儒、释、道、中医四大家的合理内涵，搭建一架桥梁，从社会-生理-心理-性理-命理5个层次分析疾病的发生原因，多维度地对心血管疾病患者进行心态、生活方式评估、引导及干预，使其改变不健康的生活方式和负面的心态，对宇宙、人生、疾病换个看法、想法、说法和做法，最终帮助患者换个活法，主动正确处理各种关系（如身心关系、人我关系、人与社会关系、人与自然关系等），用合理的生活方式和饮食习惯、情绪状态面对人生的种种挑战和疾病，从根本上防止病从口入和病由心生。不少患者通过话疗，找到了身心和谐快乐的方法，从此拥有一颗年轻的心脏和健康的心态，从而保持良好的生活方式及心理状态，实现双心健康。这里重点讲讲话疗对情志、情绪、心态的干预。

（3）话疗的目标：古代养生家认为最好的药不是金石草木之品，而是开心快乐，如果通过话疗能让患者转苦为乐，就达到目标了。所以药的繁体字"藥"，是从"藥"旁，治病的良药可以通过心态调节来替代，佛家也有"心宽心和是一药，心平气和是一药，心静意定是一药，愤恨自制是一药，解散思虑是一药，恬淡宽舒是一药"的说法。我们经常讲，性格决定命运，心态决定成败。有些容易生气、性急、操心，应该学会自我心理调节，因此加强心理疏导，每天用暗示疗法提醒自己 "我不应该生气""我不应该急躁""我不应该操心""我很健康""我很快乐""我不紧张"等，一段时间后，心情就会更愉快，性格也会逐步变好。

华佗《青囊秘录》中记载："善医者先医其心，而后医其身，其次则医其未病。"还可以多看看传统文化经典，如《黄帝内经》《道德经》《大学》《论语》《诗经》《唐诗三百首》等，这样有利于建立良好的价值观、人生观、世界观，改变对人、对事、对疾病的看法，从而换个活法，以此打断负面情绪的恶性循环，转苦为乐，真正达到双心同治。

80